V&R

PSYCHODYNAMIK **Kompakt**

Herausgegeben von
Franz Resch und Inge Seiffge-Krenke

Johannes C. Ehrenthal / Inge Seiffge-Krenke

Psychodynamische Konzepte und Behandlungstechnik lehren und lernen

Mit 2 Abbildungen

Vandenhoeck & Ruprecht

Bibliografische Information der Deutschen Nationalbibliothek:
Die Deutsche Nationalbibliothek verzeichnet diese Publikation in der Deutschen Nationalbibliografie; detaillierte bibliografische Daten sind im Internet über https://dnb.de abrufbar.

Umschlagabbildung: Paul Klee, Turbato / INTERFOTO / SuperStock

Satz: SchwabScantechnik, Göttingen
Druck und Bindung: ⊕ Hubert & Co. BuchPartner, Göttingen
Printed in the EU

Vandenhoeck & Ruprecht Verlage | www.vandenhoeck-ruprecht-verlage.com

ISSN 2566-6401
ISBN 978-3-525-45328-5

Inhalt

Vorwort zur Reihe

Zielsetzung von PSYCHODYNAMIK KOMPAKT ist es, alle psychotherapeutisch Interessierten, die in verschiedenen Settings mit unterschiedlichen Klientengruppen arbeiten, zu aktuellen und wichtigen Fragestellungen anzusprechen. Die Reihe soll Diskussionsgrundlagen liefern, den Forschungsstand aufarbeiten, Therapieerfahrungen vermitteln und neue Konzepte vorstellen: theoretisch fundiert, kurz, bündig und praxistauglich.

Die Psychoanalyse hat nicht nur historisch beeindruckende Modellvorstellungen für das Verständnis und die psychotherapeutische Behandlung von Patienten und Patientinnen hervorgebracht. In den letzten Jahren sind neue Entwicklungen hinzugekommen, die klassische Konzepte erweitern, ergänzen und für den therapeutischen Alltag fruchtbar machen. Psychodynamisch denken und handeln ist mehr und mehr in verschiedensten Berufsfeldern gefordert, nicht nur in den klassischen psychotherapeutischen Angeboten. Mit einer schlanken Handreichung von 70 bis 80 Seiten je Band kann sich die Leserin, der Leser schnell und kompetent zu den unterschiedlichen Themen auf den Stand bringen.

Themenschwerpunkte sind unter anderem:

- *Kernbegriffe und Konzepte* wie zum Beispiel therapeutische Haltung und therapeutische Beziehung, Widerstand und Abwehr, Interventionsformen, Arbeitsbündnis, Übertragung und Gegenübertragung, Trauma, Mitgefühl und Achtsamkeit, Autonomie und Selbstbestimmung, Bindung.
- *Neuere und integrative Konzepte und Behandlungsansätze* wie zum Beispiel Übertragungsfokussierte Psychotherapie, Schematherapie,

Mentalisierungsbasierte Therapie, Traumatherapie, internetbasierte Therapie, Psychotherapie und Pharmakotherapie, Verhaltenstherapie und psychodynamische Ansätze.
- *Störungsbezogene Behandlungsansätze* wie zum Beispiel Dissoziation und Traumatisierung, Persönlichkeitsstörungen, Essstörungen, Borderline-Störungen bei Männern, autistische Störungen, ADHS bei Frauen.
- *Lösungen für Problemsituationen in Behandlungen* wie zum Beispiel bei Beginn und Ende der Therapie, suizidalen Gefährdungen, Schweigen, Verweigern, Agieren, Therapieabbrüchen; Kunst als therapeutisches Medium, Symbolisierung und Kreativität, Umgang mit Grenzen.
- *Arbeitsfelder jenseits klassischer Settings* wie zum Beispiel Supervision, psychodynamische Beratung, Soziale Arbeit, Arbeit mit Geflüchteten und Migranten, Psychotherapie im Alter, die Arbeit mit Angehörigen, Eltern, Familien, Gruppen, Eltern-Säuglings-Kleinkind-Psychotherapie.
- *Berufsbild, Effektivität, Evaluation* wie zum Beispiel zentrale Wirkprinzipien psychodynamischer Therapie, psychotherapeutische Identität, Psychotherapieforschung.

Alle Themen werden von ausgewiesenen Expertinnen und Experten bearbeitet. Die Bände enthalten Fallbeispiele und konkrete Umsetzungen für psychodynamisches Arbeiten. Ziel ist es, auch jenseits des therapeutischen Schulendenkens psychodynamische Konzepte verstehbar zu machen, deren Wirkprinzipien und Praxisfelder aufzuzeigen und damit für alle Therapeutinnen und Therapeuten eine gemeinsame Verständnisgrundlage zu schaffen, die den Dialog befördern kann.

Franz Resch und Inge Seiffge-Krenke

Vorwort zum Band

Psychodynamik und Lehre – ein nicht auf den ersten Blick verwandtes Geschwisterpaar. Neue Masterstudiengänge für Psychotherapie bieten neue Chancen, auch psychodynamisches Denken in einem integrativen Gesamtkonzept für zukünftige Psychotherapeutinnen und Psychotherapeuten verfügbar zu machen. Diesen bleibt dann die Wahl – auf der Basis von Wissen um die Konzepte der Tiefenpsychologie und Psychoanalyse –, sich eventuell im Anschluss für eine psychodynamisch orientierte Weiterbildung zu entscheiden. Damit könnte ideologisierten Grabenkämpfen der therapeutischen Schulen der Boden entzogen werden. Was für ein Ausblick!

Auch der antiquierten Idee, dass psychodynamisches Denken gar nicht gelehrt werden könne und allein durch subjektives Erfahrungslernen zu erwerben sei, kann ein konstruktives Lehrgebäude entgegengesetzt werden. Vier Herausforderungen kennzeichnen das zukünftige Aufgabenfeld: erstens die Definition von psychodynamischen Kernkompetenzen, zweitens die Entwicklung von Modellen für die Lehrbarkeit psychodynamischer Inhalte jenseits von Supervision und Selbsterfahrung, drittens die Integration von Theorie und Praxis und viertens die Verknüpfung von Forschung, Lehre und Praxis. Wie kann eine moderne psychodynamisch orientierte Lehre gestaltet werden? Neue Lehr- und Lernformate sollen integriert werden, ohne auf Bewährtes verzichten zu müssen. Ein Beispiel neuer Lehrformate stellt die Arbeit mit Rollenspielen und Videoanalysen zur Erprobung therapierelevanter Situationen dar. Schauspielerpatientinnen und -patienten, die schon erfolgreich in der medizinischen Lehre eingesetzt werden, können spezifische Szenarien vorgeben und ein Übungsfeld für die Interaktionsgestaltung eröffnen. Solche Szenarien können sogar für Prüfungssituationen standardisiert werden. Eine Verbesserung der Gesprächskompetenz durch solche Lehrformate konnte in wissenschaftlichen Untersuchungen belegt werden.

Das zentrale Kapitel 5 bietet einen Überblick über die Kompetenzbereiche. In der Theoriekompetenz muss der großen Vielfalt an psychodynamischen Konzepten und Modellen Rechnung getragen werden, ohne diese Konzepte im Einzelnen zu banalisieren. Die Kunst einer integrativen Sicht entgeht einem widersprüchlichen Chaos an Einzelmeinungen. Für komplexe Modelle wird von den Autoren eine mögliche Systematik psychodynamischer Psychotherapien angeboten. Sie basiert auf einer unterschiedlichen Fokussierung von Konflikten gegenüber der psychischen Struktur und auf unterschiedlichen Interventionsstrategien. Altersübergreifende Betrachtungen können sich an einer Entwicklungspsychologie der Lebensspanne orientieren.

Die diagnostische Kompetenz kann anhand von operationalisierten psychodynamischen Diagnoseinstrumenten für Kinder, Jugendliche und Erwachsene erarbeitet werden. Es zeigt sich, dass die psychodynamischen Einschätzungen das Diagnosespektrum der nosologischen Diagnosen (z. B. Depression) therapierelevant ergänzen können. Unterschiedliche Konfliktmuster bei gleicher Diagnose lassen den Therapiefokus auf unterschiedliche Felder lenken.

Die therapeutische Kompetenz baut auf den Fähigkeiten auf, die die Therapeutinnen und Therapeuten schon in die Aus- und Weiterbildung mitbringen. Diese intuitiven Kompetenzen werden durch das Gelernte ergänzt und überformt. Die reflektierte Praxis erweitert schließlich diese Kompetenzen – ein Leben lang. Einzelne therapeutische Kompetenzen werden im Detail vorgestellt. Ein interessanter Vergleich von erfahrenen und unerfahrenen Therapeuten und Therapeutinnen wird aufgrund empirischer Ergebnisse vorgenommen.

Wie können Forschungskompetenzen entwickelt werden? Forschung und Qualitätssicherung sind nicht zu trennen. Auch die Sicht der Aus- und Weiterbildungskandidatinnen und -kandidaten kommt zu Wort. Eine praxisorientierte Lehre muss unbedingt nach der Qualifikation der Lehrenden fragen. Erfahrungsbasierte Übungsformate werden mit Beispielen erörtert.

Das Ziel muss sein, immer auch spezifische Haltungen und Weltsichten zu vermitteln, ohne die alle Kompetenzen nur farb- und körperlose Techniken bleiben. Ein wichtiges Buch.

Franz Resch

1 Einführung: Neue Chancen für die psychodynamische Aus- und Weiterbildung

Seit 2020 gibt es in Deutschland einen neuen Masterstudiengang *Psychotherapie,* in dem psychodynamische Verfahren einen wichtigen Stellenwert haben. Dies wird auch zu Veränderungen und Adaptierungen in den Weiterbildungen für psychodynamische Psychotherapie bei Erwachsenen, Kindern und Jugendlichen führen. Psychodynamische Konzepte und Behandlungsformen erfahren damit eine erhebliche Aufwertung und Professionalisierung – eine sehr erfreuliche Entwicklung. Zukünftige Masterstudierende werden in der Verfahrensbreite unterrichtet werden müssen, kommen so auch vermehrt in Kontakt mit der psychodynamischen Sichtweise und können sich in der auf das Studium folgenden Weiterbildung – gut informiert – für die tiefenpsychologisch fundierte bzw. psychoanalytische Weiterbildung zur Kinder-, Jugendlichen- oder Erwachsenen-Therapeutin[1] entscheiden. Dies bedeutet aber auch, dass sich in der Weiterbildung neben bewährten Vorgehensweisen neue Konzepte etablieren werden, die praxisorientiertes Lernen stärker professionalisieren und zugehörige Lehrformate erproben müssen.

Die Arbeitsgemeinschaft Psychodynamischer Professorinnen und Professoren (AGPPP), der auch die beiden Autoren angehören, hat sich in den letzten Jahren genau mit diesen Fragen verstärkt beschäftigt und entsprechende Fachtagungen ausgerichtet. Grundlage für dieses Buch war eine entsprechende Veranstaltung der AGPPP im Herbst 2019 an der International Psychoanalytic University (IPU)

1 Im Folgenden wird das generische Femininum verwendet, auch wenn selbstverständlich alle möglichen Geschlechter gemeint sind.

in Berlin. Sie stand unter dem Titel »Psychoanalyse lehren und lernen. Beiträge zur Reform der psychoanalytischen Ausbildung« und nahm Bezug auf die anstehenden Änderungen der deutschen Aus- und Weiterbildungslandschaft. Die Veranstaltung war gut besucht, in einer Mischung von Personen, die an Universitäten und Hochschulen arbeiten, und anderen, die an Ausbildungsinstituten tätig sind. Neben Impulsreferaten widmeten sich mehrere Arbeitsgruppen speziellen Themen. Erste Ergebnisse finden sich in einer Ausgabe der Zeitschrift »Forum der Psychoanalyse« (z. B. Benecke u. Krause, 2020; Döring u. Möller, 2020; Ehrenthal u. Seiffge-Krenke, 2020; Ermann et al., 2020). Allerdings war der Eindruck aus unterschiedlichen Diskussionen vor Ort und im Anschluss, dass es hilfreich sein könnte, manche der Ideen und Herausforderungen etwas genauer auszuformulieren, insbesondere, um Lehrenden in Instituten einen Einblick zu geben, was auf uns alle zukommt und wie diese Herausforderungen für die Zukunft der psychodynamischen Lehre kreativ genutzt werden können.

Dies haben wir nun in diesem Buch getan. Dabei richten wir unseren Fokus auf die Lehrenden; aber auch die Ausbildungs-, oder wie es nun in Zukunft heißt: die Weiterbildungsteilnehmenden[2], sollen nicht zu kurz kommen. Schon vor Jahren hat Kernberg (1998) auf Missstände in den Ausbildungsinstituten hingewiesen, die zu einer »Vernichtung der Kreativität und des Engagements« der Ausbildungsteilnehmenden führen können. Im Zuge der Reformen sollten wir daher dem »Klima« in Weiterbildungsinstitutionen, das ein entspanntes Lehren und Lernen ermöglicht, ebenfalls Aufmerksamkeit widmen.

2 Aktuell sind Menschen ohne Approbation offiziell in Ausbildung, Menschen mit Approbation in Weiterbildung. Absolventinnen des Psychotherapiestudiums werden analog zu Ärztinnen mit einer Approbation abschließen, sodass z. B. auch für Psychologinnen danach eine Weiterbildung beginnen wird. Dies bezieht sich auch auf Begriffe wie Ausbildungsinstitute und Weiterbildungsstätten. Wir werden in diesem Buch beide Begriffe verwenden und bitten darum, sie in ihrem jeweiligen aktuellen und bald historischen Kontext zu verstehen.

2 Psychodynamische Lehre auf dem Prüfstand

Es sind interessante Zeiten für die psychodynamischen Verfahren. Mit der Einführung des Psychotherapiestudiums beginnt die Neustrukturierung der Ausbildungssituation für Psychologinnen, die sich mittelfristig auch auf die Weiterbildung der ärztlichen Psychotherapie auswirken wird. Bereits ab 2022 ist mit Absolventinnen des Masterstudiengangs Psychotherapie zu rechnen, die sich um eine Weiterbildung in psychodynamischen Verfahren für Kinder und Jugendliche sowie Erwachsene bemühen werden. Das Gesetz zur Reform der Psychotherapeutenausbildung (Bundesgesetzblatt, 2019) beschreibt konkret, in welchem Umfang zukünftig psychotherapeutisches Wissen und Kompetenzen gelehrt und in welcher Form diese geprüft werden müssen. Während sich dies zunächst nur auf das Studium bezieht, wird zudem, wahrscheinlich im Jahr 2021, eine neue Musterweiterbildungsordnung (MWBO) verabschiedet werden, welche mit einem Fokus auf und einer expliziten Beschreibung von Kompetenzen auch die fachspezifische Aus- und Weiterbildung direkt betrifft, also den Teil der psychotherapeutischen Qualifikation, der aktuell zu einem großen Teil in den Ausbildungsinstituten bzw. Weiterbildungsstätten verantwortet wird.

Die Bundespsychotherapeutenkammer (BPtK) hatte bereits im Sommer 2019 das Projekt »Reform der Musterweiterbildungsordnung« entwickelt, damit der Deutsche Psychotherapeutentag im April 2021 eine MWBO beschließen kann, die den Landeskammern als Blaupause für die zu erlassenden Weiterbildungsordnungen dient. Das von der BPtK verabschiedete Papier »Wie entsteht die neue Weiterbildung?« (Bundespsychotherapeutenkammer, 2020) wurde in den

Länderpsychotherapeutenkammern diskutiert und es wurden Stellungnahmen zu verschiedenen Fragen eingeholt. In Anhörungen der BPtK, so zum Thema »Übergänge zwischen den Alters-Gebieten« am 24.6.2020, konnte eine der Autorinnen (I. S.-K.) anhand eines Impulsreferats deutlich machen, dass die Ausweitung des Altersbereichs für Kinder- und Jugendlichentherapie auf 24 Jahre bei Beginn der Behandlung sinnvoll ist angesichts der neu entstandenen Altersphase »emerging adulthood« (Seiffge-Krenke, 2019). Erwachsenentherapeutinnen können ohnedies Patientinnen ab dem Alter von 16 Jahren behandeln. Damit ergibt sich ein breiter Überlappungsbereich für die altersübergreifende Lehre, die auch in der Weiterbildung zu berücksichtigen ist, will man die Durchlässigkeit der Weiterbildung mit der Nachqualifikation für den jeweils anderen Altersbereich ermöglichen. An der Formulierung von Kernkompetenzen wird verstärkt gearbeitet. Der Fokus des Papiers der BPtK liegt des Weiteren auf Forschungskompetenzen und Qualitätssicherung, auch diese Aspekte sollen uns entsprechend in der psychodynamischen Lehre beschäftigen.

Damit muss die zukünftige psychodynamische Lehre mindestens vier Herausforderungen bewältigen: Sie muss erstens in einer Mischung aus Expertise und Empirie definieren, was psychodynamische Kernkompetenzen sind, zweitens Modelle entwickeln und überprüfen, wie diese Kernkompetenzen über das klassische Eitingon-Modell von Theorie, Supervision und Selbsterfahrung hinaus lehrbar sind, drittens Theorie und psychotherapeutische Praxis mit Patientinnen über die gesamte Lebensspanne hinweg integrieren und viertens den Fokus mehr als bisher auf die enge Verknüpfung von Forschung, Praxis und Lehre legen. Dieses Buch wird auf all diese Herausforderungen eingehen, um sowohl die Problemstellungen einzugrenzen als auch Lösungsmöglichkeiten zu skizzieren.

Wir hoffen einerseits, damit eine überfällige Debatte anzuregen, andererseits möchten wir auch literaturbasiert und aus eigener Erfahrung ganz praktische Anregungen zu geben, wie eine moderne psychodynamische Lehre gestaltet werden kann. Wir sehen durchaus die Tendenz, aktuelle Entwicklungen innovativer Lehrformate weniger stark zu rezipieren, als es in Bezug auf die oben skizzierten Entwicklungen notwendig wäre, sowie eine gewisse Zurückhaltung in der Öffnung gegenüber zugehörigen Methoden, die zumindest in den offiziellen Beschreibungen psychodynamischer Aus- und Weiterbildung weniger vorkommen. Unsere Haltung ist, das, was sich bewährt hat, auszubauen und um die neuen Perspektiven zu ergänzen. Hierfür werden wir viele Beispiele geben. Dabei darf durchaus ein Blick über den Tellerrand auf neue Lern- und Lehrformate gewagt werden. Als ein Beispiel werden wir in diesem Buch die bereits länger erprobte und evaluierte erfahrungsbasierte und kompetenzorientierte Lehre (vgl. Kapitel 4) vorstellen, die sowohl für universitäre Unterrichtsformate als auch Weiterbildungsstätten eine wichtige Erweiterung darstellt.

Eine manchmal genannte Sorge möchten wir daher bereits an dieser Stelle aufgreifen, nämlich die, dass durch die Übernahme neuer Lehrkonzepte etwas »genuin Psychoanalytisches« verloren gehen könnte. Wir glauben, dass die psychoanalytisch begründeten Verfahren in ihrer Geschichte immer davon profitiert haben, mit Offenheit in die Welt hinauszublicken, aktuelle wissenschaftliche, behandlungstechnische und didaktische Strömungen zu erfassen, zu rezipieren, zu verstehen und dann kritisch, aber dennoch neugierig zu prüfen, wo sie sich weiterentwickeln können oder sogar müssen. Wir sind zudem fest davon überzeugt, dass insbesondere die erfahrungsbasierte und kompetenzorientierte Lehre helfen kann, psychodynamische Modelle neu zu betrachten und möglicherweise sogar das »genuin Psychoanalytische«, falls es so etwas gibt, besser beschreibbar werden zu lassen.

3 Die neuen Rahmenbedingungen: Gesetz zur Reform der Psychotherapeutenausbildung

Nach mehrjähriger Vorbereitung und einer bis zuletzt intensiv geführten Debatte wurden 2019 die Weichen für die Neuausrichtung einer psychotherapeutischen Ausbildung mit der Einführung eines Psychotherapiestudiums gestellt. Angelehnt an die Medizinausbildung wird es mit einer staatlichen Approbationsprüfung abgeschlossen, bevor danach, wiederum angelehnt an die fachärztliche Weiterbildung, fünf Jahre lang verfahrensspezifische Methoden gelernt werden, mithilfe derer nach entsprechender Abschlussprüfung, wie aktuell auch, mit den Krankenkassen Fachpsychotherapie abgerechnet werden kann.

Dabei kommt, bei allen Herausforderungen der Umsetzung in die Praxis, den psychodynamischen Psychotherapien eine gleichberechtigte Rolle neben den anderen sozialrechtlich anerkannten Verfahren zu. Dies ergibt sich insbesondere aus § 7 und § 8 PsychThG: In § 7 (1) wird als Ziel des Studiums die Vermittlung derjenigen grundlegenden Kompetenzen genannt, die »für eine eigenverantwortliche, selbständige und umfassende psychotherapeutische Versorgung von Patientinnen und Patienten aller Altersstufen und unter Berücksichtigung der Belange von Menschen mit Behinderungen mittels der wissenschaftlich anerkannten psychotherapeutischen Verfahren und Methoden erforderlich sind«. Was als wissenschaftlich anerkannte psychotherapeutische Methoden und Verfahren gilt, wird in § 8 geregelt: »Die zuständige Behörde stellt die wissenschaftliche Anerkennung eines psychotherapeutischen Verfahrens oder einer psychotherapeutischen Methode fest. Sie stützt ihre Entscheidung dabei in Zweifelsfällen auf ein Gutachten des Wissenschaftlichen

Beirats Psychotherapie, der gemeinsam von der Bundespsychotherapeutenkammer und der Bundesärztekammer errichtet worden ist.« Da die tiefenpsychologisch fundierte Psychotherapie und die analytische Psychotherapie sowohl sozialrechtlich als auch vom Wissenschaftlichen Beirat Psychotherapie unter dem Oberbegriff der psychodynamischen Verfahren als wissenschaftlich anerkannt sind, müssen sie im Studium qualifiziert im Hinblick auf den Erwerb von Kompetenzen unterrichtet werden, die für die Erteilung der Approbation und damit auch die Arbeit mit Patientinnen nötig sind. Gleichzeitig muss das, was unterrichtet wird, prinzipiell auch in der Praxis prüfbar sein.

Entsprechend den gesetzlichen Vorgaben ist das gesamte Psychotherapiestudium deutlich mehr auf die Praxis ausgerichtet. Das zukünftige Studium für Psychologinnen wird als Vollzeitstudium über fünf Jahre mit insgesamt 300 ECTS angesetzt, was einem Arbeitsaufwand von etwa 9.000 Stunden entspricht. Die Aufschlüsselung der einzelnen Bereiche ist unter § 9 zusammengefasst: Zunächst wird ein polyvalenter Bachelor absolviert. Hier bedeutet »polyvalent«, dass im Bachelorstudium auch solche Inhalte vermittelt werden, welche die Aufnahme eines anderen Masterstudiengangs ermöglichen. Damit ist der Beginn eines Psychotherapiestudiums im Bachelor keine Alles-oder-nichts-Entscheidung und ermöglicht bei Bedarf eine rechtzeitige Umorientierung. Im Bachelor sind insgesamt 180 ECTS-Punkte veranschlagt, davon 82 ECTS (mit 2.460 Stunden Arbeitsaufwand) für »hochschulische Lehre« zur Vermittlung von Kompetenzen vorgesehen, zudem 19 ECTS-Punkte (570 Stunden) für »berufspraktische Einsätze«. Im Masterstudium sind 54 ECTS-Punkte (Arbeitsaufwand etwa 1.620 Stunden) für hochschulische Lehre und 25 ECTS-Punkte (750 Stunden) für berufspraktische Einsätze zu vergeben. Genauer nachlesen lassen sich die Inhalte und Formate von Studium und Prüfung im Referentenentwurf »Entwurf einer Approbationsordnung für Psychotherapeutinnen und Psychotherapeuten (PsychTh-ApprO)« des Bundesministeriums für Gesundheit (BMG) vom 17.10.2019 (Bundesministerium für Gesundheit, 2019). Hier werden neben anderen Aspekten drei Arten von Lehrveranstaltungen unterschieden:

Vorlesungen, praktische Übungen und Seminare bzw. Oberseminare. Praktische Übungen setzen sich aus Praktika, Unterricht mit Simulationspatientinnen (SPs) sowie echten Patientinnen zusammen. Aber auch Seminare sind als »anwendungs- und gegenstandsbezogen« und unter expliziter Nennung der Möglichkeit einer Einbeziehung von Patientinnen und SPs gedacht.

Die »psychotherapeutische Prüfung« im letzten Semester des Masterstudiums geht deutlich über das hinaus, was bisher als mündliche oder schriftliche Examina im Psychologiestudium Bestand hatte, und setzt sich aus einer »mündlich-praktischen Fallprüfung« sowie einer »anwendungsorientierten Parcoursprüfung in fünf Kompetenzbereichen« zusammen (Bundesgesetzblatt, 2019). Damit ist gesetzlich festgelegt, dass nicht nur Wissen, sondern auch Performanz im Sinne eines psychotherapeutischen Handelns gelehrt, zudem, dass dieser Teil in Bezug auf notwendige Kompetenzen operationalisiert werden muss. Das betrifft selbstverständlich auch die psychodynamischen Verfahren.

Bei den genannten Prüfungen fokussiert die mündlich-praktische Fallprüfung die Anwendung von Wissen und Fähigkeit zur Fallkonzeptualisierung. Bei der »anwendungsbezogenen Parcoursprüfung« sollen mithilfe von Simulationspatientinnen in fünf Stationen jeweils 30 Minuten lang anwendungsbezogene Kompetenzen in folgenden Bereichen erfasst werden: »1. Patientensicherheit, 2. Therapeutische Beziehungsgestaltung, 3. Diagnostik, 4. Patienteninformation und Patientenaufklärung und 5. Leitlinienorientierte Behandlungsempfehlungen«. Formal werden die Prüfungen vom Institut für medizinische und pharmazeutische Prüfungsfragen (IMPP) entwickelt und mithilfe standardisierter Beurteilungsvorlagen von Prüferinnen bewertet werden. Gleichzeitig ist die Entwicklung dieser Formate durch das IMPP traditionell eng an Institutionen und Verbände gekoppelt, um insbesondere die Praxisrelevanz im Sinne der Validität sicherzustellen. Dies wiederum erfordert von psychodynamischen Organisationen und Institutionen jedoch, entsprechende Konzepte zu entwickeln, zu prüfen und dann im IMPP vorzulegen. Dazu gehört auf einer politischen Ebene, sich auf eine Art Kanon zu einigen, der einerseits den Pluralismus der psychodynamischen Methoden abbildet, sich andererseits auch auf so etwas wie Kernprinzipien verständigt. Dies ist ein Unterfangen, das nur gemeinsam und letztlich in einer breiten Kooperation zwischen Fachorganisationen, Weiterbildungsinstituten und Universitäten gelingen kann.

Mit der Schilderung der Studieninhalte und Prüfungsformate des Masterstudiengangs Psychotherapie ist deutlich geworden, dass anspruchsvolle Zielsetzungen formuliert wurden und die Absolventinnen bereits über erhebliche Kenntnisse und Kompetenzen verfügen, wenn sie sich für eine Weiterbildung in einem bestimmten Altersbereich der psychodynamischen Therapie (PT und PA) an einem Weiterbildungsinstitut entscheiden.

4 Zentrale Begriffe, Lehrformate und ausgewählte Forschungsergebnisse zu erfahrungsbasierter und kompetenzorientierter Lehre

Die Lehre in der Aus- und Weiterbildung sollte Bewährtes enthalten, aber sich zugleich an die neuen Voraussetzungen anpassen sowie den zukünftig bereits stärker praktisch ausgebildeten Masterstudierenden eine kompetente Weiterentwicklung und Vertiefung ermöglichen. Im Folgenden werden beispielhaft Ansätze beschrieben, in welche Richtung neue Lehr- und Lernformen an Weiterbildungsinstituten entwickelt werden könnten. Dabei stehen das erfahrungsbasierte Lernen und die kompetenzorientierte Lehre besonders im Fokus. Wir beziehen uns dabei sowohl auf das neue Psychotherapiestudium als auch auf die postgradualen Aus- und Weiterbildungsstätten. Zunächst beschreiben wir jedoch ein paar zentrale Begriffe und Forschungsergebnisse.

4.1 Begrifflichkeiten

Erfahrungsbasiertes Lernen beschreibt einen zyklischen Prozess der Verknüpfung von Handlungserfahrung, deren eigener und gruppenbasierter Beobachtung und Reflexion, einem Prozess von Abstrahierung und Generalisierung aus den Erfahrungen sowie dem Anwenden der aus dem Erlebten und Reflektierten resultierenden Schlussfolgerungen in neuen Situationen. Für die Praxis der Aus- und Weiterbildung in der Psychotherapie ist erfahrungsbasiertes Lernen als übergeordnetes Modell hilfreich, weil es zentrale Aspekte von Inhalten und Lernprozessen formuliert, die sehr konkret auf die Entwicklung von Curricula anzuwenden sind. In Ergänzung dazu beschreibt die *kompetenzorientierte Lehre* eine zumeist engere Form der Operationalisierung, die eine Trias von möglichst eindeutiger Definition von zu lernenden Kompetenzen, darauf abgestimmten Lehrmethoden sowie darauf ausgerichteten Prüfungen beinhaltet (Ehrenthal, Dinger, Montan u. Nikendei, 2019).

Mögliche Herausforderungen des Modells des erfahrungsbasierten Lernens bestehen in seiner Offenheit, die zwar durch Prozessorientierung generelle Entwicklung von Kompetenzen fördert, aber in Bezug auf juristisch wasserdichte Prüfungsformate eher wenig Anleitung gibt. Zudem sind inhaltliche und didaktische Kompetenz der Lehrenden besonders wichtig. Herausforderungen der kompetenzorientierten Lehre ergeben sich aus ihrer Klarheit, sodass im Extremfall primär diejenigen Dinge geprüft werden, die sich eindeutig operationalisieren lassen, und die Lehre entsprechend mehr auf Prüfungskompetenz als auf langfristig und praktisch wichtige Inhalte ausgerichtet wird. Daher ist es, wie bereits oben angedeutet, unabdingbar, dass entsprechende Lernzielkataloge an zentraler Stelle von denjenigen mitbestimmt werden, die tatsächlich über therapeutische Expertise verfügen, aber auch, dass sich die unterschiedlichen Therapieschulen dem Versuch einer pragmatischen Systematisierung und damit auch einer möglichen Komplexitätsreduktion stellen.

4.2 Lehrformate

Übliche Lehrformate zu erfahrungsbasiertem Lernen, immer in Ergänzung zu Lehrtherapie bzw. Selbsterfahrung, Fallsupervision durch erfahrene Supervisorinnen und Theoriestudium gedacht, sind das Arbeiten mit Rollenspielen, Videofeedback und Schauspiel-, Simulations- bzw. Standardisierten Patientinnen (SPs).

Rollenspiele ermöglichen ein Erproben von therapierelevanten Situationen in einer zumeist vom Anforderungsgrad weniger anstrengenden Situation, sofern die Arbeitsatmosphäre von Wertschätzung, Vertrauen und Öffnungsbereitschaft geprägt ist. Sie können spontan und flexibel gestaltet werden, bauen häufig auf eigenem Erleben der Teilnehmenden mit klinischen Situationen auf, was oftmals als eine besondere Form der Intervision und Selbsterfahrung erlebt wird: Im Spielen eigener Patientinnen liegt ein Weg, diese tatsächlich besser und im besten Sinne empathisch zu verstehen. Das bezieht sich sowohl auf Personen in Aus- und Weiterbildung, aber auch auf Studierende, bei denen das Erleben von ganz ähnlichen eigenen Themen in Rollenspielen Stigmatisierungstendenzen (»Wir, die Gesunden, dort die Kranken!«) vorbeugen kann.

Simulationspatientinnen (SPs), oftmals spezifisch trainierte Schauspielerinnen, werden in der Medizindidaktik zum Teil auch als Standardisierte Patientinnen bezeichnet, da es sich auch um trainierte Personen handeln kann, die tatsächlich unter einer bestimmten Erkrankung leiden oder gelitten haben. Der Einsatz von SPs bietet die Möglichkeit, spezifische Szenarien vorzugeben, die aus Sicht von Dozentinnen für die Teilnehmenden in Bezug auf bestimmte Lernziele besonders hilfreich sein sollen oder die für Prüfungssituationen standardisiert werden. Zudem können Szenarien von Therapiesequenzen einer sich entfaltenden Behandlung entwickelt sowie der Schwierigkeitsgrad der Interaktionsgestaltung durch entsprechende Regieanweisungen in den Rollenbeschreibungen der SPs variiert werden. Oftmals wird die Arbeit mit SPs von den Kandidatinnen bzw. Studierenden als aufregender, aber damit auch realitätsnäher erlebt, sodass darauf geachtet werden muss, das Anforderungsniveau angemessen zu gestalten (Ehrenthal et al., 2019).

4.3 Ausgewählte Forschungsergebnisse

Forschung zur Wirksamkeit von Trainingsformaten zu Kompetenzen in der Psychotherapie ist international nicht neu (vgl. O'Toole, 1979). Dies bezieht sich auch auf psychodynamische Unterrichtskonzepte und Lehrmittel (siehe z. B. Gastelum et al., 2013; Goldberg u. Plakun, 2013; Möller, 2016; Plakun et al., 2009; Ferber et al., 2014), zudem gibt es auch erste Tests zum Abbilden psychodynamischer Kompetenzen (Mullen et al., 2004). Ergebnisse aus dem nordamerikanischen Raum zeigen etwa, dass der Einsatz psychodynamischer Techniken im Verlauf einer Ausbildung im Sinne eines »Gesamtpaketes« ansteigt (Henry et al., 1993; Hilsenroth et al., 2006). Erfahrungsbasierte Lehrformate werden insgesamt in den letzten Jahren mehr rezipiert und eingefordert (Kuehne et al., 2018; McNaughton et al., 2008; Ravitz u. Silver, 2004; Sharpless u. Barber, 2009). Allerdings sind viele der genannten Ansätze schlecht auf die deutsche Situation mit ihrem spezifischen Qualifikations- und Versorgungsmodell übertragbar.

Im deutschsprachigen Raum hat sich die Forschung zu erfahrungsbasiertem Lernen psychodynamischer Kompetenzen erst in den letzten Jahren zu entfalten begonnen. Dennoch sind die Ergebnisse insgesamt vielversprechend: Partschefeld, Strauß, Geyer und Philipp (2013) fanden in einer Stichprobe von 29 Kandidatinnen eines Ausbildungsinstituts nach einem Seminar zum Modell der Gesprächskompetenzen nach Clara Hill einen signifikanten Anstieg von subjektiver Kompetenz sowie Kompetenzeinschätzungen durch SPs und unabhängige Beurteilende, mit Effekten im mittleren bis großen Bereich. Nikendei et al. (2019) zeigten in einer Stichprobe von zwanzig Kandidatinnen in einem Seminar zu psychodynamischen Interventionen nach Ehrenthal (2017) einen subjektiven Kompetenzanstieg sowie bei einer Substichprobe zudem häufigeres und kompetenteres Klarifizieren und kompetenteres Spiegeln bzw. Verbalisieren in echten Therapiesitzungen aus ihren Ausbildungstherapien im Vergleich zu Sitzungen vor dem Seminar. Die Ergebnisse konnten in Bezug auf die Effekte in einer größeren Stichprobe zu einem großen Teil repliziert werden, auch wenn die subjektiven Effekte für den Bereich des Deutens kleiner als in der Erstuntersuchung waren (Ehrenthal et al., 2020). Zudem waren ein antizipierter Transfer des Gelernten in den therapeutischen Alltag, das positive Erleben der Arbeit mit den Simulationspatientinnen sowie als hilfreich erlebtes Feedback durch die Dozentinnen empirisch besonders mit der subjektiven Kompetenz in Bezug auf die Lehrinhalte assoziiert.

Ähnliche Befunde zeigen sich auch im universitären Kontext: In einer anderen Untersuchung fand Ehrenthal (2019) für eine Stichprobe von 36 Studierenden in einem Masterstudiengang für Psychologie einen sehr großen subjektiven Kompetenzzuwachs für ein psychodynamisches Anamneseseminar und bei 39 Studierenden nach einem Seminar zu »Evidenzbasierten psychodynamischen Kurzzeit-Therapien«. In beiden Untersuchungen bekräftigten die Studierenden eine hohe Akzeptanz für das erfahrungsbasierte Unterrichtsformat.

Diese Ergebnisse bestätigen empirisch das, was viele erfahrene Dozentinnen wissen: Erfahrungsbasiertes Lernen in einem psychodynamischen Kontext ist möglich und wird als hilfreich erlebt. Damit sind die Voraussetzungen für das Umsetzen der gesetzlichen Forderungen nach praxisorientierter Lehre und Prüfungen auch für die psychoanalytisch begründeten Verfahren prinzipiell gegeben, und zwar sowohl für den universitären Bereich als auch für Weiterbildungsstätten. Allerdings müssen die entsprechenden Formate konzeptuell wie auch didaktisch weiterentwickelt und an unterschiedliche Anforderungen des Psychotherapiestudiums und zukünftiger Weiterbildungs- und Prüfungsvorgaben auf der einen Seite sowie an spezielle Bedürfnisse von Instituten auf der anderen Seite angepasst werden.

5 Kompetenzbereiche: Ein Überblick

Bildlich lässt sich das klassische Eitingon-Modell mit Theorie, Supervision und Selbsterfahrung als ein erprobter Hocker mit drei Beinen beschreiben. Für die psychodynamische Aus- und Weiterbildung stellt es weiterhin eine wichtige Grundlage dar, die jedoch erweitert und ergänzt werden muss. Dies bezieht sich einerseits auf ein mögliches viertes Stuhlbein, das erfahrungsbasierte Lernen von Kompetenzen. Andererseits sind die relevanten psychodynamischen Kernkompetenzen zu definieren und es ist anzugeben, wie diese lehr- und lernbar sind. Wir möchten in den folgenden Abschnitten unterschiedliche Kompetenzbereiche vorstellen, die aus unserer Erfahrung besonders wichtig für Aus- und Weiterbildung sind, Beispiele geben, wie diese in die Lehre einfließen können, und wir hoffen, damit Anregungen zu geben, wie in Instituten und Institutionen die psychodynamische Lehre gestaltet und weiterentwickelt werden kann.

Wir beleuchten zunächst Theoriekompetenz im Spannungsfeld von Komplexität und Fokussierung sowie eine altersübergreifende Perspektive (5.1). Im nächsten Abschnitt widmen wir uns der diagnostischen Kompetenz und ermutigen dazu, die Breite der Perspektiven vom szenischen Verstehen hin zu Operationalisierung, Konflikt- und Strukturmodellen zu integrieren sowie in der ganz praktischen Lehre die aktive Auseinandersetzung mit den unterschiedlichen Sichtweisen zu fördern (5.2). Danach beschreiben wir den Bereich der therapeutischen Kompetenzen (5.3), wieder im Versuch einer Anregung, sowohl in Bezug auf allgemeine als auch auf spezifische Faktoren. Hier wird zudem exemplarisch auf Marker für therapeutische Erfahrung eingegangen. Forschungskompetenzen dürfen nicht fehlen, weder in Bezug auf Wissensaneignung noch auf die Entwicklung eigener Forschungsfragestellungen (5.4). Im vorletzten Abschnitt geben wir Anregungen für Rahmenbedingungen für eine praxisorientierte Lehre, die sich auch in konkreten Haltungen widerspiegeln, die wiederum Institute unterstützen können, eine möglichst hilfreiche Lernatmosphäre herzustellen (5.5). Und last, but not least, beschreiben wir Möglichkeiten der und Hilfestellungen für die Entwicklung konkreter erfahrungsbasierter Unterrichtsformate (5.6).

All diese Bereiche müssen in der Konzeption von Lehre zusammengedacht werden, sowohl horizontal, also den zeitlichen Verlauf einer Aus- und Weiterbildung betreffend, aber gleichzeitig auch vertikal im Sinne einer Vertiefung von Kompetenzen innerhalb einer lernenden Person. Zudem hängen die Kompetenzbereiche natürlich zusammen und sind teilweise direkt abhängig von den aktuellen und zukünftigen Vorgaben und Gegenstandskatalogen. Wir empfehlen außerdem, die eigene Lehre konsequent zu evaluieren, mit anderen Lehrenden und Institutionen zu diskutieren und immer wieder anzupassen.

5.1 Theoriekompetenz

Die Geschichte der psychoanalytischen Traditionen zeigt klar, dass diese in der Realität immer von einer großen Pluralität geprägt waren, unabhängig von bzw. in einem mitunter dialektischen Verhältnis zu den Positionen der analytischen Fachgesellschaften. Mehr noch: Die Öffnung der Psychoanalyse hin zu Nachbar- und Bezugswissenschaften hatte wesentliche Fortschritte in der Möglichkeit der Beschreibung klinischer Phänomene, der Theorieentwicklung und letztlich auch der Behandlungspraxis zur Folge. Eine Vielzahl von Konzeptionen wie die triebtheoretische, bindungstheoretische, objektpsychologische, selbstpsychologische und intersubjektiv-interaktionistische Sichtweise bestimmt heute das Bild der Psychoanalyse, im Sinne einer Entwicklung von der Orthodoxie zur Pluralität (Bohleber, 2019).

Für eine moderne psychodynamische Lehre stellt sich dabei die Frage, wie die Reichhaltigkeit der Konzepte und Modelle systematisiert und auf ein angemessenes Komplexitätslevel heruntergebrochen wird, also gleichermaßen als eine Essenz zentraler Krankheits- und Behandlungsmodelle. Dies bedeutet auch, dass im Kontext von praxisorientierter Aus- und Weiterbildung versucht werden muss, zu verstehen, was das Gemeinsame unterschiedlicher Konstrukte und Behandlungsvorstellungen ist, um dies in übergeordneten Prinzipien und gemeinsamen Begrifflichkeiten zu fassen. Zudem wird die Perspektivenabhängigkeit dieser Beschreibungsversuche deutlich: Aus einer historischen Perspektive können unterschiedliche Entwicklungsstränge psychodynamischer Theorie anders verstanden werden als unter dem Blickwinkel der tatsächlichen klinischen Empfehlungen. Letztere wiederum unterscheiden sich möglicherweise mehr in Bezug auf Ziele, Haltungen und Interaktionsangebote als in Bezug auf spezifische Behandlungstechniken.

Hier kann eine praxisorientierte Kompetenzvermittlung dazu führen, Theorien klärend zu betrachten und möglicherweise den berühmten Narzissmus der kleinen Unterschiede weniger wichtig werden zu lassen. Praxisorientierte Lehre kann auch dazu beitragen, zu verstehen, welche Form der Theoriebetrachtung welche individuellen Fähigkeiten und Kompetenzen fördert. So kann das Lesen von frühen psychoanalytischen Texten in einer Abfolge des Veröffentlichungsdatums durchaus einen Eindruck von historischen Abläufen von Theorieentwicklung ermöglichen. Das Studium unterschiedlicher Autoren und Autorinnen zur Behandlungstechnik ein und desselben Störungsbildes liefert im Gegensatz dazu eher einen Überblick über die Breite von Behandlungsoptionen und macht zudem die Notwendigkeit einer guten Fallkonzeptualisierung und einer begründeten, theoriebasierten Entscheidungsfindung für das eigene therapeutische Handeln deutlich. Es entwickeln sich damit neben der reinen Wissensaufnahme auch immer zusätzliche Kompetenzen und Metakompetenzen, deren Bewusstmachung in der Planung von Lehre und Didaktik hilfreich ist.

Aus der Perspektive einer praxisbezogenen Theorievermittlung können vereinfachte Modelle einen Einstiegspunkt bieten, was im Folgenden an einem Beispiel verdeutlicht werden soll. Ausgangspunkt ist die Herausforderung, dass es eine Vielzahl psychodynamischer Behandlungsoptionen gibt, die an unterschiedliche Störungsmodelle geknüpft sind und zudem zum Teil ähnliche, zum Teil sehr verschiedene Techniken und Haltungen nahelegen. Dies führt etwa bei den Borderline-Persönlichkeitsstörungen, abgesehen von den historischen Kontroversen, etwa der Kernberg-Kohut-Debatte, immer wieder zu Irritationen. Wenn etwa die Übertragungsfokussierte Psychotherapie mit der klassischen Trias von Klarifizieren, Konfrontieren und Deuten arbeitet und erfolgreich ist, könnte sich daraus ableiten, dass, da sich die Behandlungstechnik nicht von klassischer regressionsfördernder Langzeittherapie unterscheidet, eine persönlichkeitsstörungsorientierte Modifikation des eigenen Vorgehens nicht grundsätzlich notwendig ist. Diese Idee ist jedoch weder von der empirischen Forschung noch der klinischen Erfahrung gedeckt, zudem negiert sie eine Tradition der analytischen Verfahren, die im weiteren Sinn als strukturorientiert bezeichnet werden kann (vgl. Ehrenthal u. Grande, 2014; Ehrenthal u. Kramer, 2020).

Komplexe Störungsmodelle

Das klassische psychoanalytische Konzept im Sinne Freuds beschreibt ein Modell, in dem ein Konflikt zwischen triebhaften Bestrebungen des Es und Verboten des Über-Ichs so »gelöst« wird, dass Symptome entstehen, mit einer wichtigen vermittelnden Funktion des Ichs und zugehöriger Abwehrprozesse. Dieses Grundmodell ist im Laufe der Jahrzehnte weiter ausdifferenziert worden. Die OPD-Achse *Konflikt* ergänzt zum Beispiel den klassischen ödipalen Konflikt durch sechs weitere Lebensthemen, innerhalb derer sich entwicklungsbehindernde Konflikte konstellieren können, die als Fokusse in der Therapie bearbeitet und im besten Fall aufgelöst werden. Diese Aspekte erweitern die klassische Engführung des ödipalen Themas durch Motivbereiche wie Identität, Selbsterleben und Bindung, nehmen also die Komplexität des aktuellen psychodynamischen Theoriengebäudes auf und reduzieren sie gleichzeitig, indem eine recht beobachtungsnahe Perspektive eingenommen wird. Einig sind sich die meisten der klassischen und aktuellen Theorien darin, dass immer die eigene Gegenübertragung einzubeziehen ist, um zu verstehen, auf welche Weise und mit welchen Beziehungsmodellen uns die Patientinnen begegnen (Körner, 2018) und welche inneren Konflikte oder Defizite sie dabei zu bewältigen versuchen.

Bereits sehr früh in der psychodynamischen Theorieentwicklung haben in Ergänzung der konfliktneurotischen Betrachtungsweise strukturelle Defizite bei Patientinnen Beachtung gefunden. Die Erweiterung des Behandlungsspektrums psychotherapeutischer Verfahren machte in den letzten Jahrzehnten einen Ausbau psychodynamischer Theorie um ein Strukturmodell und letztlich auch ein Traumamodell nötig. Strukturell beeinträchtigte Patientinnen können in der psychotherapeutischen Behandlung ihre Konfliktthemen in der Beziehung zu ihren Therapeutinnen nicht ausreichend wiederbeleben und in der Phantasie und mithilfe deutender Interventionen bearbeiten, weil ihre mangelnde Symbolisierungs- und Mentalisierungsfähigkeit diese psychodynamische Arbeit nicht zulässt. Stattdessen inszenieren bzw. zeigen sie ihre Störung durch Impulshandlungen, Aktionen oder Somatisierungen. Von daher sind bei diesen Patientinnen deutlich modifizierte Herangehensweisen sowie strukturstabilisierende und strukturfördernde Techniken dringend erforderlich (Ehrenthal u. Kramer, 2020; Rudolf, 2020).

Mit der Konflikt- und Strukturpathologie sind zwei unterschiedliche Formen der Beeinträchtigungen beschrieben, die als Vulnerabilitäten die Ausbildung von psychischen Störungen mitbedingen. Ein drittes Krankheitsmodell betrifft die Traumapathologie. Hier ist die Abgrenzung zur Strukturpathologie oftmals nicht einfach. Viele strukturell beeinträchtigte Patientinnen haben nämlich eine Traumavorgeschichte, bei nicht wenigen liegen sogar Mehrfachtraumatisierungen vor (Egle al., 2016). Auch neurobiologische Prozesse sind bezüglich der Entstehung und Aufrechterhaltung von

Traumafolgestörungen heute gut erforscht (Boll-Klatt u. Kohrs, 2018). Andererseits spielt bei der Verarbeitung von traumatischen Erlebnissen die eigene Konfliktkonstellation als Risikofaktor insbesondere für den Behandlungserfolg eine wichtige Rolle. Und letztlich gibt es Mischformen, in denen Traumafolgestörungen mit temporären Einschränkungen struktureller Fähigkeiten einhergehen, die ebenfalls behandlungsrelevant sind. Die bestehenden Modelle für konfliktbedingte und strukturbedingte Störungen lassen sich für die Lehre nun vereinfacht zum Beispiel in die folgende Grafik (siehe Abbildung 1) einordnen.

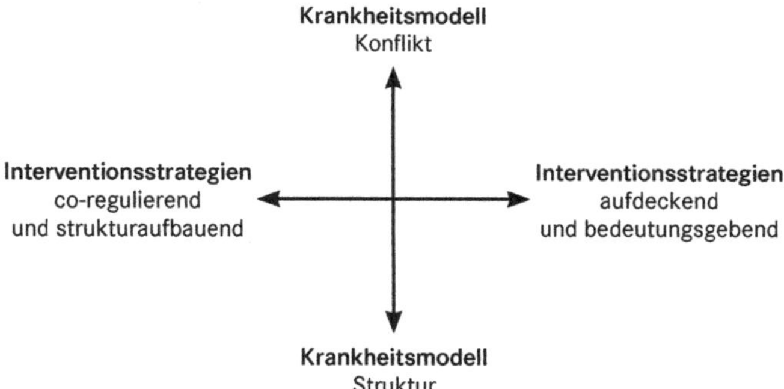

Abbildung 1: Mögliche Systematik psychodynamischer Psychotherapien (Ehrenthal, 2017)

Fokussierung auf Kernkonstrukte

Psychoanalytisches Denken enthält einige sehr basale Annahmen, die in neuen Lehr- und Lernformaten herausgearbeitet werden können. Dazu gehören die Bedeutung des Unbewussten, ebenso Konzepte der Behandlungstechnik wie Übertragung, Gegenübertragung, Widerstand und Abwehr, aber auch das Arbeitsbündnis und die freischwebende Aufmerksamkeit (Rugenstein, 2019).

Dies lässt sich beispielsweise in einem möglichen Seminarformat zu Aspekten der therapeutischen Arbeitsbeziehung (Jennissen, Nikendei, Ehrenthal, Schauenburg u. Dinger, 2020) betrachten. Eine Gemeinsamkeit psychodynamischer Betrachtungen lässt sich hier wahrscheinlich in der Annahme sehen, dass manche Aspekte des Verstehens so gut wie immer eine andere Person brauchen (Küchenhoff, 2019). Damit stellt sich das Unbewusste nach wie vor als eine wichtige psychodynamische Dimension dar, und das Erfassen und Gestalten subtiler intersubjektiver Prozesse in der therapeutischen Beziehung, aufbauend auf der Fähigkeit zur gleichschwebenden Aufmerksamkeit (Gödde, 2018; Rugenstein, 2019), ist für psychoanalytisch begründete Verfahren eine Kernkompetenz. Die Gegenübertragung, die Resonanz des Erlebten, ist hier eine wirkungsvolle therapeutische Erkenntnisquelle; Übertragung der Patientin und Gegenübertragung der Therapeutin werden als funktionelle Einheit begriffen (Körner, 2018).

An dieser Stelle lassen sich nun unterschiedliche psychodynamische Haltungen zur therapeutischen Arbeitsbeziehung deutlich machen. Eine konfliktorientierte Herangehensweise fokussiert eher auf den Nutzen der Übertragungsbeziehung insbesondere unter Einbezug regressiver Prozesse zur Entwicklung von Einsicht und Veränderung (Ehrenthal, 2017; Jennissen, Huber, Ehrenthal, Schauenburg u. Dinger, 2018). Allerdings haben sich auch hier die therapeutischen Kompetenzen über die Jahrzehnte geändert oder erweitert. Die Bewegung von der Kunst der Deutung (»Ich weiß, was Sie haben, und sage es Ihnen nun!«) zur »Macht der Beziehung« (Körner, 2020) bedeutet auch, dass die psychodynamische Arbeit heute als ein Prozess der allmählichen Annäherung in der Interpretation gesehen wird, und zwar als wechselseitige Korrektur und Abstimmung der Sichtweisen von Patientin und Therapeutin. Eine zusätzliche Lernerfahrung kann sein, Studierende oder Ausbildungskandidatinnen dazu anzuregen zu prüfen, wie und vor welchem theoretischen Hintergrund sich zum Beispiel die Deutungsmodelle von Loch (1993) von denen Kernbergs oder Rudolfs unterscheiden.

Dieser Gedanke wiederum kann in einem Lehrformat zur Reflexion von expliziten und impliziten Rollenübernahmen in Psychotherapien herangezogen werden. Zudem wird deutlich, wie notwendig es für Fragen dieser Art ist, zu betrachten, was genau Therapeutinnen in ihren Behandlungen tun, und dass an dieser Stelle bereits Autoren wie Argelander (2011, S. 170) Tonbandaufzeichnungen nutzten, um Unterschiede zwischen subjektiver Wahrnehmung von Therapeutinnen und etwa der tatsächlichen Formulierung eigener Interventionen bewusst wahrzunehmen.

Zusätzlich kann auf die unterschiedliche Betrachtungsweise der therapeutischen Beziehung abhängig vom Strukturniveau der Patientinnen hingewiesen werden (Ehrenthal u. Dinger, 2019; Rudolf, 2020). An dieser Stelle lassen sich auch historische Veränderungen im Verständnis von Widerstand und Abwehr diskutieren, beispielsweise in Bezug auf die Positivierung der Abwehr oder das Verständnis für die eigene Verwicklung etwa bei der projektiven Identifizierung (Seiffge-Krenke, 2017a). Und zu guter Letzt ließe sich das Thema mit der Reflexion über »Behandlungsfehler«, Krisen und Brüche der Arbeitsbeziehung verbinden, die intersubjektiv verstanden und als Möglichkeiten von Erkenntnis, Reflexion und Intervention in Bezug auf den therapeutischen Prozess genutzt werden können (Gumz, Rugenstein u. Munder, 2018).

In der Konzeption der praxisorientierten Therapievermittlung kann dann überlegt werden, welche dieser Themen und Kompetenzen entweder als Schwerpunkt innerhalb eines Jahres oder Semesters oder aber als durchgehende Fokusse mit jeweils unterschiedlichen Schwerpunkten sequenziell über die gesamte Aus- und Weiterbildung vermittelt werden. Dies führt in einem strukturierten Programm unweigerlich zu der Frage, welches Wissen und welche Kompetenzen die Teilnehmenden zuerst benötigen und was theoretisch zwingend aufeinander aufbaut. Diese Fragen sind nicht trivial, aber, wie Menschen wissen, die schon einmal Ausbildungen und Studiengänge konzipiert haben, dringend nötig.

Zudem stellt sich die Frage, welche Inhalte und Kompetenzen in welchen Unterrichtsformaten besonders gut vermittelbar sind. Auch dies hängt stark von der Intention ab, welches Wissen und welche Kompetenzen vermittelt werden sollen. Wichtig ist auch, daran zu denken, dass es Mischformen geben kann, die etwa erfahrungsbasierte Abschnitte in Vorlesungen integrieren oder auch Vorlesungsaspekte in Seminare.

Altersübergreifende Lehre und altersübergreifende Lernformate

Im Folgenden wird anhand eines Beispiels aus der altersübergreifenden Lehre skizziert, was unterschiedliche Lehrformate leisten können. Die altersübergreifende Lehre lässt sich sehr gut in Vorlesungen vorstellen, wenn man eine Entwicklungspsychologie der Lebenspanne zugrunde legt. Hier besteht ein Fokus in der kritischen Rezeption vorhandener entwicklungspsychologischer, entwicklungspsychopathologischer und psychodynamischer Theorien, also darin, herauszuarbeiten, dass zu den frühen Entwicklungsphasen wesentlich mehr Konzeptionen und empirische Befunde vorliegen und praktisch alle psychodynamischen Theorien auf diese frühen Entwicklungsstufen fokussieren. Gleichzeitig ist eine Unterscheidung möglich zwischen aktuell gesichertem empirischem Wissen und klinisch relevanten Konstrukten, die mit einer entwicklungspsychologischen Metaphorik im späteren Alter bedeutsamen Phänomenen eine Begrifflichkeit geben. Damit können Teilnehmende eine Einsicht in die Wichtigkeit, aber auch Grenzen von guter Forschung bekommen, ebenso darin, wie klinische Theorien, übrigens nicht nur in psychodynamischen Verfahren, für die Praxis bedeutsam sein können, auch wenn ihre Grundannahmen möglicherweise aus einer aktuellen Perspektive nicht mehr zu halten sind. Was aus guter Forschung für die Theorie gelernt werden kann, ist etwa eine Sensibilisierung dafür, dass trotz der hohen Bedeutsamkeit der frühen Kindheit Entwicklungs- und Lernprozesse auch in späteren Entwicklungsphasen möglich und nötig sind, beispielsweise in der Phase des »emerging adulthood« (Seiffge-Krenke, 2019) oder im mittleren und höheren Erwachsenenalter. Dies ist nicht zuletzt angesichts der zunehmenden Anzahl von älteren und hochaltrigen Patientinnen (Peters u. Lindner, 2019) unbedingt vonnöten.

Auch andere zentrale Konstrukte lassen sich altersübergreifend diskutieren, so etwa das Konstrukt der Bindung, das einheitlich um das Thema der Nähe zum Objekt und des Objektverlusts kreist, sich jedoch in seinen konkreten Manifestationen bei Babys, Jugendlichen und hochaltrigen Personen stark unterscheiden kann – hier sei nur an das »Bindungsloch« in der Adoleszenz erinnert (Seiffge-Krenke, 2019). Weitere psychoanalytische Konstrukte wie etwa der Narzissmus zeigen solche Altersvarianten (frühkindlicher Narzissmus bzw. Egozentrismus, Selbstwertthemen in der Adoleszenz, Einschränkung und egozentrische Orientierung im hohen Alter). Auch lässt sich gemeinsam daran arbeiten, wie die verschiedenen Altersmanifestationen bestimmter Störungsbilder (z. B. Essstörungen, Depression) aussehen.

Umfangreiches entwicklungspsychologisches und entwicklungspsychopathologisches Wissen ist auch deshalb notwendig, um behandlungstechnische Entscheidung treffen zu können: »Kann die Patientin nicht?« (strukturelles Defizit) oder »Will die Patientin nicht?« (vgl. die historische Perspektive: das Nichtwissen der Hysterischen ist ein Nicht-wissen-Wollen nach Breuer und Freud, 1895/1991). Auch Abwehr und Widerstandsformen sind altersbezogen zu differenzieren: Was heißt »reife Abwehr« im Sinne der psychodynamischen Theorie, und ist manches an »Widerstand« nicht auch ein Hinweis auf progressive Entwicklungen im Sinne zunehmender Autonomie (Seiffge-Krenke, 2017a)?

Für ein Seminar bieten sich zum Beispiel Formate an, in denen das Entwicklungsniveau von Eltern und Kindern, etwa in der Kinder- und Jugendlichenpsychotherapie, einander gegenübergestellt wird, also die Ablösung der Jugendlichen dem Überschreiten des beruflichen und partnerschaftlichen Zenits ihrer Eltern (»linked lives«). Auch könnte man gemeinsam die wechselseitigen Einflüsse herausarbeiten (Seiffge-Krenke u. Pakalniskiene, 2011), und dies gilt nicht nur für Eltern-Kind-, sondern auch für Partnerbeziehungen (Shulman et al., 2017) und hat einen engen Bezug zur Symptomatik, beispielsweise bei Depressionen und aggressiven Partnerkonflikten (Seiffge-Krenke u. Burk, 2015).

In der bisherigen Weiterbildungspraxis haben sich zusätzlich gemeinsame kasuistische Seminare von Erwachsenen- und Kinder- und Jugendlichentherapeutinnen sehr bewährt, die wechselseitige Reflexions- und Erfahrungsmöglichkeiten bieten. Auch kann der Einblick in die konkrete Arbeitsweise von Kinder- und Jugendlichentherapeutinnen sehr inspirierend und klärend für die Arbeit mit Erwachsenen sein, unabhängig davon, ob eine entsprechende Zusatzqualifikation angestrebt wird.

5.2 Diagnostische Kompetenz

Innovative Sicht auf den diagnostischen Prozess

Diagnostische Kompetenz ist auf sehr vielen Ebenen wichtig. Sie ist die Grundlage jedweder Indikation für Psychotherapie sowie der individuellen Behandlungsplanung. Gleichzeitig ist Diagnostik das, was Menschen in psychotherapeutischer Aus- und Weiterbildung üblicherweise zuerst mit echten Patientinnen anwenden müssen. Diagnostik hat aber auch eine andere Seite: Es ist ein wunderbarer Einstieg in das Leben als Psychotherapeutin, da in einem zeitlich begrenzten Rahmen und mit klarem inhaltlichen Auftrag zentrale psychotherapeutische Kompetenzen, von der Gesprächsführung bis hin zu Probedeutungen, spürbar und bei ausreichender Reflexion und Supervision beinahe en passant – zumindest in Ansätzen – erlernbar werden. Insofern kann und muss diagnostischer Kompetenz ein hoher Stellenwert in der psychotherapeutischen Lehre eingeräumt werden.

Die gegenwärtig vorliegenden nosologischen Klassifikationssysteme, wie etwa die ICD-10 und ihre Nachfolgerin, die ICD-11, orientieren sich an Symptomen, indem sie eine Vielzahl klinischer Störungsbilder nach übergeordneten Ähnlichkeitsmerkmalen gruppieren. Für die konkrete diagnostische und klinische Arbeit mit Patientinnen ist es allerdings wichtig, zusätzliche Informationen zu haben, wie etwa belastende Konfliktthemen, die das Leben von Kindern, Jugendlichen und Erwachsenen beeinträchtigen und Entwicklungsschritte hemmen. Ebenso bedarf es Informationen über individuelle Profile struktureller Fähigkeiten sowie über Krankheitsmodelle und Therapiemotivation, die wichtige Hinweise für die Indikation zu einer stationären oder ambulanten Therapie und das weitere therapeutische Vorgehen enthalten.

In Bezug auf diagnostische Kompetenzen ist es hilfreich, in der Lehre Modelle mittlerer Komplexität als Ausgangspunkt zu nutzen. Ein bewährtes, integratives System mit hoher Praxisrelevanz und Verbreitung bietet etwa die Operationalisierte Psychodynamische Diagnostik (OPD-2 und OPD-KJ-2). Die OPD in ihrer Anwendung für Erwachsene (Arbeitskreis OPD, 2014) und für Kinder und Jugendliche (Arbeitskreis OPD-KJ-2, 2016) stellt ein diagnostisches Instrument dar, das zusätzlich zur Symptomatik die Erhebung psychodynamischer Konstrukte auf vier Achsen *(Behandlungsvoraussetzungen, Beziehungen, Konflikte und Struktur)* mit einer alters- und kontextspezifischen Operationalisierung erlaubt. Sowohl die OPD für Erwachsene als auch die OPD-KJ für Kinder und Jugendliche bemühen sich um eine komplexe Erfassung psychodynamischer Variablen und betten diese konsequent in den Entwicklungskontext über die Lebensspanne ein. Handlungsleitend für die Entwicklung beider Instrumente war, über die Symptomatologie hinausgehende zusätzliche diagnostische Kriterien für eine Indikation zur Psychotherapie zu gewinnen, also auf den Ebenen von Beziehungsgestaltung, typischen Konflikten, Struktureigenschaften und Motivation zur Behandlung die Frage der Eignung für eine psychodynamische Therapie zu klären. Ein zweites Ziel lag darin, direkte Hilfestellung in der Behandlungsplanung zu bieten. Ein drittes wichtiges Ziel war, die Veränderungen in diesen zusätzlichen diagnostischen Kriterien zu prüfen und dafür Kriterien zur Verfügung zu stellen. Letzteres ist besonders wichtig, da sich psychodynamische Therapien dahingehend definieren, strukturelle und konfliktbezogene Veränderungen anzustreben und sich in diesem Kontext auch die Symptome reduzieren bzw. neu auftretende Symptome konstruktiv bearbeitet und bewältigt werden können. Wissen über Kontextabhängigkeit von Störungen, Erfassung von Problemen in der Patientin-Therapeutin-Interaktion, die Betrachtung von Konflikt und Struktur sowie ein entwicklungsbezogenes Denken sind zudem handlungsleitend für dieses diagnostische Instrument.

Das OPD-2-Manual (Arbeitskreis OPD, 2014) und das OPD-KJ-2-Manual (Arbeitskreis OPD-KJ-2, 2016) werden zur Diagnostik und Therapieplanung von Erwachsenen-, Kinder- und Jugendlichentherapeutinnen in allen Versorgungssettings genutzt; das entsprechende Training hat sich als wirksam für die reliable Einschätzung der verschiedenen Achsen erwiesen. Schließlich ist die OPD prüfungsrelevant für den schriftlichen Teil der Approbationsprüfung; auch im mündlichen Teil ist mit Fragen zur OPD für Erwachsene sowie zur OPD-KJ zu rechnen. Die manualisierte psychodynamische Diagnostik sowohl im Erwachsenen- als auch im Kindes- und Jugendalter sollte daher unbedingt in die Curricula der Institute aufgenommen werden, um den Weiterbildungsteilnehmenden entsprechende Lern- und Erfahrungsmöglichkeiten zu bieten.

Szenisches Verstehen und OPD – kein Widerspruch

Die OPD ist selbstverständlich weder das einzige psychodynamische operationalisierte Instrument, noch lassen sich mit der OPD alle diagnostischen Fragen endgültig beantworten. Das ist auch nicht ihr Anspruch. Gleichzeitig ist bei der Frage der Diagnostik wiederum die Praxis sehr lehrreich, auch, um die tatsächlichen Möglichkeiten und Grenzen des Modells erfahrbar werden zu lassen. Dies kann langfristig auch zu einer Integration von in der Theorie mitunter als unterschiedlich wahrgenommenen Perspektiven führen, wie wir im Folgenden kurz darstellen möchten.

In Seminarform lässt sich durch Fallanalysen, aber auch durch Videos, Rollenspiele und Schauspielpatientinnen sehr gut verdeutlichen, dass die in operationalisierten Modellen wie der OPD festgehaltenen Kriterien für die Indikation und Behandlungsplanung relevanter sind als etwa die rein subjektive Feststellung des individuellen Eindrucks einer Behandlerin. Dies wird besonders anhand der Achse *Behandlungsvoraussetzungen* deutlich, wo eine deutliche Diskrepanz zwischen der Selbsteinschätzung der Patientin und der Einschätzung der Therapeutin bestehen kann. Eine Patientin mit einer Essstörung beispielsweise erlebt sich nicht notwendigerweise als »krank«. Auch die Einstufung von Faktoren, die die Symptome aufrechterhalten (»Krankheitsgewinn«), ist für Therapeutinnen in Aus- und Weiterbildung unmittelbar relevant, da sie in hohem Maße vorhersagen, wie leicht oder schwer es Patientinnen fällt, sich in der Behandlung zu verändern.

In einem Seminarformat lässt sich etwa diesbezüglich zunächst mit den Teilnehmenden daran arbeiten, dass die Einschätzung von OPD bzw. OPD-KJ auf einer umfangreichen Informationsbasis beruht (Anamnese, Interview mit Patientinnen bzw. deren Angehörigen, Spielbeobachtung, szenisches Verstehen), wobei auch klar wird, dass das Erheben und Beobachten dieser Informationen Zeit, Erfahrung und Integrationsleistung benötigt. Diese Integrationsleistung ist komplex, und hier kann die szenische Information direkt hilfreich sein.

Das Konzept des *szenischen Verstehens* wurde Anfang der 1970er Jahre vor dem Hintergrund der psychoanalytischen Objektbeziehungstheorie entwickelt. Die bei der Beziehungsaufnahme und im Verlauf des diagnostischen Prozesses von der Patientin »inszenierte« Szene wird verstanden, indem die Therapeutin die Differenz zwischen der manifesten Szene, der von ihr überlagerten aktuellen Situation und einer von der Patientin internalisierten früher erlebten Szene wahrnimmt und interpretiert. Die Therapeutin nutzt dazu das Konzept von Übertragung und Gegenübertragung, sie achtet also nicht nur auf die äußeren Ereignisse, sondern auch auf das subjektive innere Erleben. Nach Argelander (1970/2011) stammen die Informationen aus drei unterschiedlichen Quellen: der *objektiven Information* (z. B. biografische Angaben, Kleidung, Aussehen), der *subjektiven Information* (z. B. die Bedeutung, die die Patientin bestimmten biografischen Informationen verleiht) und der *szenischen Information,* die einen Teil der unbewussten Dynamik im Beziehungsgeschehen mit der Therapeutin szenisch abbildet. Dazu ein Beispiel (Timmermann, 2020, S. 16):

»Eine 19-jährige Jugendliche meldet sich elektronisch in der Ambulanz; den Anruf zur Terminvereinbarung beantwortet sie sofort. Ihre helle Stimme klingt kräftig, sie gibt sich zurückhaltend und abwartend. Alle angebotenen Termine lehnt sie ab, sie müsse arbeiten. Die Tonlage ihrer Stimme ändert sich dabei nicht, es gibt keinen Ausdruck des Bedauerns oder Nachdenkens über eine Lösung. Die weitere Terminvereinbarung gestaltet sich kompliziert; sie meldet sich nicht zurück, ich fühle mich aufgefordert, sie anzurufen und ihr unbedingt einen passenden Termin anzubieten. Letztendlich lässt sich, auf meine deutliche Initiative hin, eine passende Zeit finden.

Vor dem ersten Termin sitzt sie im Wartebereich auf der Stuhlkante, sie wirkt erleichtert, als ich mich ihr vorstelle. Es begegnet mir eine dynamisch und gleichzeitig müde wirkende junge Frau. Sie ist eher dunkel gekleidet, auf den ersten Blick sehr schick wirkend. Später fällt mir auf, dass ihre Kleidung auch etwas abgetragen wirkt, wie Risse in der Fassade … Während sie sich setzt, entschuldigt sie sich dafür, ›so fertig‹ auszusehen. Im Folgenden berichtet sie wasserfallartig von ihren unendlich vielen Tätigkeiten und Plänen.

Am Ende des Termins fühle ich mich überflutet von Informationen. Sie hat viel gesprochen und keine Pausen entstehen lassen, sodass ich nur wenig hatte sagen oder fragen können. Ihren Wunsch nach Kontakt konnte ich nur erahnen, auf der manifesten Ebene hielt sie mich draußen.«

Hier kann man gemeinsam mit den Weiterbildungsteilnehmenden an der objektiven und subjektiven Information, und wie sie sich in der Szene gestaltet, arbeiten. *Objektiv* zeigt sich beispielsweise beim Aushandeln des ersten Termins eine Ambivalenz bei der jungen Frau: Sie bittet um einen Termin, signalisiert aber gleichzeitig, keine Zeit zu haben. Sie sendet also zwei widersprüchliche Informationen. *Subjektiv* erweckt sie den Eindruck, dass sie gebeten werden möchte. Nun kann man gemeinsam daran arbeiten, wie sich diese Diskrepanz in der *Szene* umsetzt, und dies in Bezug auf therapeutische Fokussetzungen und Antizipation von ähnlichen Szenen im therapeutischen Prozess untersuchen.

Hilfen bei der Fallkonzeption

Tatsächlich lässt sich also die Arbeit mit dem szenischen Verstehen und strukturierteren Modellen wie der OPD im Aus- und Weiterbildungskontext gut vereinbaren. Aus einer Lehrperspektive stellt die OPD eine Art Korrektiv bereit, das das Erfahrungspotenzial beinhaltet, in einem Dialog zwischen eigener Wahrnehmung und operationalisierbaren Kriterien Stärken und Grenzen beider Perspektiven kennenzulernen. Das szenische Verstehen wiederum öffnet einen Raum, der ein gemeinsames Schwingen und Assoziieren ermöglicht und auch ein Korrektiv gegen eine blutleere Wissenssammlung ohne einen zugehörigen Verstehensprozess darstellt.

In der Praxis kann anhand von Videos und Fällen in Seminaren vor allem die inhaltliche Sicherheit im Umgang mit dem jeweiligen diagnostischen Instrument geübt werden. Des Weiteren stehen zum Beispiel OPD-2 und OPD-KJ als Hilfe bei der Fallkonzeption (Finden eines Konfliktfokus, Beschreiben von wesentlichen Strukturdefiziten) im Mittelpunkt, wie auch bei der Therapieplanung und Evaluation. Weiterbildungsteilnehmende können in einem OPD-Modell auf der Basis der probatorischen Sitzungen ein Gutachten über Patientinnen erstellen, das Grundlage für die Entscheidung zur Finanzierung durch die Krankenkassen ist. Ein Beispiel dafür findet sich in Seiffge-Krenke (2020b), wo verdeutlicht wird, wie die verschiedenen Achsen *Struktur, Konflikt* und *Behandlungsvoraussetzungen* innerhalb der einzelnen Punkte, die im Gutachten abgehandelt werden sollen, zum Tragen kommen, ebenso bei Stasch, Grande, Janssen, Oberbracht und Rudolf (2014). Dieser komplexe Prozess erfordert die Integration von zahlreichen Informationen aus ganz verschiedenen Ebenen und schließt auch die Berücksichtigung unterschiedlicher Perspektiven (Patientin, Angehörige/Eltern, Kind bzw. Jugendliche) sowie möglicher Ressourcen mit ein, was auch durch Selbstauskunftsinstrumente ergänzt werden kann (Bock, Sevecke, Huber, Weil u. Ehrenthal, 2018; Ehrenthal et al., 2012; Seiffge-Krenke u. Escher, 2020).

In Seminaren kann in Rollenspielen und auch mit SPs erlebt werden, dass szenisches Verstehen und OPD kein Widerspruch sind, sondern einander ergänzen und validieren. Aus der Erfahrung mit der Praxis von Seminaren zur diagnostischen Kompetenz hat sich gezeigt, dass es die Teilnehmenden entlastet, wenn klar ist, was zum jeweiligen Zeitpunkt eher im Vordergrund steht: die Fähigkeit, entsprechende Fragen zu stellen und ein Anamnesegespräch zu führen, oder die Fähigkeit, das Gehörte und Erfragte zu verstehen. Hintergrund davon ist, dass beide Aspekte kognitiv-emotionale Ressourcen benötigen und gerade zu Beginn des Lernens die Teilnehmenden nicht überfordert werden sollten; sie sollten sich vielmehr sicher fühlen, um aufnahmefähig zu bleiben. Wenn dies gelingt, wird es für sie zunehmend möglich, Prozesse von Interaktion und Verstehen parallel zu erleben, zu reflektieren und zu gestalten.

Eine Diagnose – verschiedene Konflikte

Die Arbeit an Fällen ist in der Diagnostik zentral, um Ankerbeispiele für Konzepte und Begriffe zu erhalten, also um zu verstehen, was mit bestimmten Begriffen »gemeint« ist. Zudem lassen sich Entwicklungslinien psychodynamischer Konzepte nachvollziehen, indem beschreibbare Phänomene auf die ihnen zugeordneten Begrifflichkeiten hin untersucht werden. Dabei wird deutlich, dass sich verschiedene Krankheitsbilder auf unterschiedlichem Strukturniveau abbilden lassen, ebenso wie auch intrapsychische Konflikte auf unterschiedlichen Strukturniveaus angesiedelt sein können.

Für die Weiterbildungsteilnehmenden ist es des Weiteren interessant zu sehen, inwieweit die OPD oder ähnliche Modelle tatsächlich über die Diagnose mit ICD-10 hinausreichende wichtige indikationsbezogene und behandlungsentscheidende Informationen liefern. Besonders eindrucksvoll ist das belegbar, wenn man mehrere Patientinnen einer Diagnosegruppe anschaut, die aber ganz verschiedene intrapsychische Konflikte aufweisen, was wir im Folgenden beispielhaft skizzieren möchten.

ICD-10 F93.0: Emotionale Störung mit Trennungsangst des Kindesalters vor dem Hintergrund eines Versorgungskonflikts

Bei unserem ersten Beispiel (vgl. Seiffge-Krenke, (2017b, S. 193f., 2020a, S. 120f.)) handelt es sich um eine Familie, in der die Mutter derart stark durch ihren Beruf absorbiert ist und keine Augen mehr für die Tochter hat, dass Maud, die Tochter, etwa durch Symptome wie Schlafstörungen und Trennungsangst die Mutter regelrecht zu mehr Nähe zwingt. Die Mutter hatte die Tochter früh abgestillt, war ganztägig arbeiten gegangen und war viel weg, oft tagelang; das hatte mit den Jahren immer mehr zugenommen. Während der Zeit kümmert sich der nicht berufstätige Vater um das Mädchen.

Die Familie ist durch den Beruf der Mutter bedingt sehr häufig umgezogen. Bereits im ersten Lebensjahr von Maud zog die Familie zweimal um, dann ging sie ins Ausland und kehrte, nachdem die Patientin dort verschiedene Kindergärten und Schulen besucht hatte, nach Deutschland zurück. Im Alter von acht Jahren sind dann bei der Patientin im Ausland erstmals Einschlafstörungen aufgetreten, die sich in der Folge verstärkt hätten.

Im Erstgespräch erscheint ein reif wirkendes, sprachlich gewandtes und sachlich und strukturiert auftretendes Mädchen. Ihre Fingernägel sind stark abgekaut. Maud äußert sich in sachlicher Weise über ihre Probleme beim Einschlafen und möchte gern, dass die Ängste diesbezüglich verschwinden. Sie schildert sich als selbstbewusst und sportlich, mit sehr guten Schulleitungen, diese Schwäche passe einfach nicht zu ihr.

Nach Elterngesprächen mit dem Vater erscheint nach vielem Termin-Hin-und-Her die Mutter, die emotional äußerst distanziert und, was die Schwierigkeiten ihrer Tochter angeht, unangemessen sachlich und kühl wirkt. Sie scheint kein Verständnis für die emotionale Bedürftigkeit ihrer Tochter zu haben, betont die guten Schulleistungen und sportliche Fitness der Tochter und deren viele Interessen und fühlt sich sichtlich genervt. Sobald sie zu Hause erscheine, fordere Maud ein, dass sie sich zum Schlafen mit der Tochter hinlege. Der Vater wiederum, der verständnisvoller wirkt und versucht, so gut es geht, die Mutter »mitzuersetzen«, fühlt sich inzwischen überfordert – er schläft bei der Patientin und versucht, sie zu beruhigen, wenn die Mutter nicht da ist – und weiß nicht mehr weiter. Die Kritik an seiner Frau ist wenig versteckt.

Ein anderes Konfliktthema in seiner entwicklungshindernden Funktion zeigt sich bei der folgenden Patientin, die ebenfalls eine Schlafstörung entwickelt hat und sich von beiden Eltern, besonders aber von der Mutter, nicht trennen kann (vgl. Ehrenthal u. Seiffge-Krenke, 2020; Seiffge-Krenke, 2020a, S. 122 ff.).

ICD-10 F93.0: Emotionale Störung mit Trennungsangst des Kindesalters vor dem Hintergrund eines Unterwerfungs-Kontroll-Konflikts

Die neunjährige Elena wird von ihrer Mutter vorgestellt. Ihre Tochter schlafe nicht mehr allein und habe starke Trennungsangst. Seit einem Jahr habe sie immer wieder große Angst, dass ihren Eltern etwas zustoßen könnte. Die Eltern haben daher ihre sozialen Aktivitäten reduziert. Seit ungefähr sechs Monaten schlafe sie nicht mehr in ihrem eigenen Bett und könne nur einschlafen, wenn die Mutter oder der Vater sich mit ihr hinlegten und bei ihr blieben. Die Patientin schlafe momentan im Ehebett; wenn sich die Mutter nicht zu ihr lege, schreie sie alles zusammen, bis sie schließlich vor Erschöpfung einschlafe.

Unter den Ängsten, die die Tochter entwickelt hat, leidet die ganze Familie, insbesondere die Paarbeziehung der Eltern. Elena will die meiste Zeit mit den Eltern verbringen, bleibe auch dabei, wenn Freunde der Eltern zu Besuch kommen. »Ich habe manchmal das Gefühl, dass sie mich besitzen will«, äußert die Mutter.

Elena ist Einzelkind. Aufgrund der Arbeitssituation der Eltern konzentriert sich das Familienleben auf das Wochenende. »Da unternehmen wir zu dritt sehr viel und bemühen uns, dass unsere Tochter zufrieden ist«, so die Mutter. Weiter beschreibt sie, dass Elena wissbegierig und teilweise sehr altklug sei: »Sie ist wie eine Große.«

Wenig später kommt die Patientin, ein schmales, blondes und hübsches Mädchen mit großen blauen Augen und einem sehr ernsten Gesichtsausdruck. Sie kann sich kaum von der Mutter lösen und sitzt während des Gesprächs auf ihrem Schoß und umklammert sie fest. Die Mutter, selbst eine zierliche Frau, versucht sich immer wieder aus der »Umklammerung« zu lösen, was ihr kaum gelingt. Der Mutter ist es deutlich unangenehm und sie wirkt genervt. Im Laufe des Gesprächs lockert die Patientin den Griff bei der Mutter und korrigiert sie leise, aber sehr bestimmend beim Reden.

Als die Mutter den Raum verlässt, exploriert das Mädchen neugierig den Raum und beginnt, im Puppenhaus zu spielen. »Schau mal, so sieht mein Zimmer aus, aber in meinem Zimmer bin ich nie. Ich schlafe immer bei meinen Eltern im Zimmer. Da muss sich Mama immer mit mir hinlegen, sonst schlafe ich nicht ein. Jetzt schlafe ich auch in ihrem Bett, das ist bequemer.« Die Patientin ist sprachlich sehr weit, und man hat den Eindruck, sich mit einem deutlich älteren Mädchen zu unterhalten, einer »kleinen Dame«, was auch in ihrer adretten Kleidung (Kettchen, passende Ohrringe, Twinset) zum Ausdruck kommt. Als einziges Kind ihrer Eltern scheint Elena von Geburt an die Rolle der »Prinzessin« bekommen zu haben.

Die fallbezogene Arbeit in den Seminaren kann dafür sensibilisieren, von der diagnostischen Kategorie hin zu psychodynamischen Konflikten zu kommen, die für die Umsetzung in der therapeutischen Arbeit besonders wichtig sind. In Seiffge-Krenke und Schmeck (2020) finden sich weitere Beispiele anhand von Patientinnen, die die gleiche Diagnose bekamen.

Konflikt- oder Strukturfokus?

Gegenstand von Seminaren können konfliktbezogene und strukturelle Perspektiven sein, die bei der Indikation und Therapieplanung zu beachten sind (siehe Abbildung 1). Sie sind sekundär auch im

Hinblick auf ihre Auswirkungen auf die Wahl von Interventionsstrategien zu untersuchen. Seminare können jedoch auch dazu beitragen zu verstehen, dass und vor allem warum in der Regel beide Perspektiven eine Rolle spielen. Dies zeigt sich beispielsweise auch bei den beiden im vorangehenden Abschnitt kurz dargestellten Patientinnen.

Die Teilnehmenden könnten zunächst nach Belegen für den jeweiligen Konfliktmodus suchen. Das anklammernde Verhalten von Elena kann als Kontrollverhalten im Sinne eines vorrangigen Beziehungsmodus wahrgenommen werden, um alles im Griff zu haben und das Objekt zu sichern. Der aktive Modus des Konflikts *Unterwerfung vs. Kontrolle* zeigt sich nicht nur im Einfordern der Begleitung beim Schlafen, sondern auch in der selbstverständlichen Weise, in der die Tochter sich in die Belange der Eltern einmischt (Ausgehen, Freunde, Reisen) und diese zentral mitbestimmt, während die Eltern zu diensteifrigen Helfern degradiert sind. Bei Maud wiederum könnten die Teilnehmenden nach Indikatoren dafür suchen, warum hier der Konfliktmodus *Selbstversorgen vs. Versorgtwerden* dominant ist und welcher Verarbeitungsmodus (passiv oder aktiv) vorherrscht.

Es wäre auch interessant, über das Strukturniveau der beiden vorgestellten Patientinnen zu diskutieren. Es ist insgesamt gut, auffällig sind allerdings zwei Phänomene: zum einen die schlechte *Steuerung*, die mangelhafte Emotionskontrolle, die dazu führt, dass beide Mädchen nicht allein schlafen können und, wenn sie von negativen Emotionen überschwemmt werden, alles daran setzen, die Nähe zum Objekt herzustellen, um so eine bessere Emotionsregulierung zu erreichen. Das ist bei Maud der Vater, aber er reicht eben nicht aus, sodass die Patientin die Versorgung dann aggressiv einfordert, sobald ihre Mutter aus der beruflichen Sphäre auftaucht. Bei dieser Patientin ist auf der Strukturachse aber auch das Bindungsthema genauer anzuschauen bzw. einzustufen, während bei Elena (»wie eine Große«, will immer dabei sein) möglicherweise eine Analyse der *Selbst-Objekt-Differenzierung* hilfreiche Informationen für die weitere Behandlung liefert. Mithilfe regressiven Verhaltens fordert Elena von der Mutter, aber auch vom Vater dauerhaft viel Aufmerksamkeit. Des Weiteren ist auffällig, dass die Generationsgrenzen nicht eingehalten werden.

Die Teilnehmenden können ihre Aufmerksamkeit aber auch auf das Gesamtsystem der vorstellig werdenden Familie richten. So kann bei den Eltern von Elena ein Paarkonflikt vermutet werden, da sie das Verhalten von Elena jahrelang tolerieren. Durch das ambivalente Kleinkindhafte und Kokettierende ist Elena in die Rolle einer scheinbar »machtvollen Drahtzieherin« geschlüpft, die alles kontrollieren kann und auch darf, natürlich aus einer deutlichen Not heraus und um einen hohen persönlichen Preis. In der Tat zeigte sich nach Beginn der Behandlung, dass ein massiver Paarkonflikt im Hintergrund stand; die Eltern trennten sich unmittelbar nach Beginn der Therapie, der Vater zog zu seiner Freundin. Aber auch in der Familie von Maud, wenngleich verhaltener, kündigt sich ein Paarkonflikt an. In beiden Fällen gibt es also Hinweise für die Elternarbeit, die ja Bestandteil der Therapie mit Kindern und Jugendlichen ist.

Die geschilderten Fallbeispiele zeigen, dass es möglich ist, Instrumente wie die OPD als Ausgangspunkt zu nehmen, dass diese aber selbstverständlich zum Leben erweckt werden können und müssen. Solche Modelle können, sofern qualifiziert unterrichtet, sogar helfen, noch genauer hinzuschauen, um die jeweilige Psychodynamik besser zu verstehen. Eine weitere Lernerfahrung besteht natürlich darin, zu verstehen, dass jedes diagnostische Modell auch Grenzen hat und was Therapeutinnen tun können, wenn sie mit den Grenzen ihrer Modelle konfrontiert werden. Voraussetzung für die Fallarbeit sind bei den Dozentinnen neben didaktischen Fähigkeiten und Zielen für die jeweilige Sitzung sowohl eine genaue Kenntnis des Falls als auch die Fähigkeit, offen und neugierig auf von der eigenen Beobachtung und Konzeptualisierung abweichende Haltungen einzugehen, diese zu prüfen, gegebenenfalls zu integrieren oder aber begründet und für das Gegenüber hilfreich zurückzuweisen.

5.3 Therapeutische Kompetenz

Therapeutische Kompetenz ist ein weites Feld, das sich konzeptuell in mindestens drei Bereiche aufteilen lässt: zunächst das, was Therapeutinnen zu Beginn ihrer Aus- und Weiterbildung bereits an Fähigkeiten mitbringen, die ihnen helfen, therapeutisch wirksam zu sein. Dies umfasst Vorwissen und Vorerfahrungen im engeren Sinn, aber auch Persönlichkeitsvariablen, die sich möglicherweise in dem widerspiegeln, was als intuitive therapeutische Kompetenz oder auch persönlicher Stil beschrieben werden kann. Der zweite Bereich umfasst alles, was durch Unterricht, Supervision und Intervision gelernt werden kann. Dies bezieht sich auf Fachwissen, Modelle, Haltungen, Techniken und Ähnliches. Und dann gibt es das, was im weiteren Sinn als Erfahrung beschrieben werden kann, wobei sich diese wiederum in allgemeine Lebenserfahrung und professionelle Erfahrung unterteilen lässt. Selbstverständlich existieren zudem Mischformen, in denen Lebenserfahrung oder auch spezifische »Life-Events«, zum Beispiel Elternschaft oder Verlusterfahrungen, die therapeutische Persönlichkeit prägen, Modelle von sich, der Welt und therapeutischer Veränderung infrage stellen. Des Weiteren gibt es auch Aspekte reflektierter Praxis (Rousmaniere, 2016), die eine Mischform aus Unterricht und professioneller Erfahrung darstellen.

Ein Katalog therapeutischer Kompetenzen

Im Folgenden haben wir, angelehnt an Seiffge-Krenke (2020b, S. 193 ff.), einige therapeutische Kompetenzen zusammengestellt, die diese spezifische Mischung umfassen, nämlich die Persönlichkeitsvariablen der Therapeutin und ihre Lebenserfahrung, aber auch ihr erfahrungsbasiertes Lernen aus Supervision, eigenen Behandlungen und Lehranalyse. In der Tat berichten Weiterbildungsteilnehmende in Sischka, Filter und Singer (2018), dass ihnen die Mischung aus eigenen Fertigkeiten und persönlichen Neigungen, Supervision und Lehranalyse am besten geholfen habe, therapeutische Kompetenz zu entwickeln.

Umgang mit starken Affekten: Die Heftigkeit der Übertragungsgefühle mancher Patientinnen (wie etwa Scham, Angst, Neid, Wut) findet ihr Gegengewicht in ebenso heftigen Gegenübertragungsgefühlen der Therapeutinnen. Insofern ist die Fähigkeit zur Verarbeitung eigener Gefühle für die therapeutische Tätigkeit zentral. Dies ist wiederum nicht nur intrapsychisch, sondern auch intersubjektiv zu denken: Für Laufer und Laufer (2002) ist diese Heftigkeit mit ein Grund, warum Therapeutinnen nicht ausschließlich Adoleszentenbehandlungen durchführen, sondern diese besser mit Erwachsenenbehandlungen kombinieren sollten – übrigens ein Argument für die Durchlässigkeit in den neuen Aus- und Weiterbildungen.

Frustrationstoleranz, Geduld und Vertrauen: Psychodynamische Arbeit ist ein schwieriger, langwieriger und mitunter scheinbar quälender, von vielen Hindernissen gezeichneter Weg, auf dem sich Therapeutinnen unterschiedlicher Erfahrungsstufen oft vor die Frage gestellt sehen, was sie da eigentlich tun und was dabei herauskommen kann und soll. Schon der Beginn einer Behandlung kann schwierig sein, in jedem Fall sind die ersten Behandlungsfälle nicht selten ein Quell von Unsicherheitserleben. Insbesondere dann, wenn es wichtig wird, können massive Abwehr- und Widerstandsphänomene trotz offenkundigen Leidens die Frustrationstoleranz und das Vertrauen der Therapeutinnen in sich und die Methode auf eine Probe stellen. Die Beschäftigung mit dem Thema und der Aufbau von angemessener Geduld und Vertrauen sind zu wichtig, um sie allein den Therapeutinnen zu überlassen.

Toleranz unterschiedlicher struktureller Niveaus, des raschen Wechsels zwischen Regression und Progression: Eine Problematik jedweder Behandlung ist, dass Fortschritt keineswegs linear verläuft. Therapeutinnen brauchen eine innere wie auch handlungsbezogene Flexibilität, um sich auf die Anforderungen von Patientinnen mit unterschiedlichen strukturellen Funktionsniveaus genügend rasch einzustellen. Zudem ist es die Aufgabe von Therapeutinnen, den Gesamtprozess im Blick zu behalten und die jeweilige Veränderungsgeschwindigkeit wahrzunehmen, zu antizipieren und gegebenenfalls mit zu steuern.

All diese Fähigkeiten müssen in allen vier Standbeinen der Aus- und Weiterbildung vorkommen: in Theorie, Selbsterfahrung, Supervision und praxisorientierten, erfahrungsbasierten Anteilen.

Kultursensibilität: Inzwischen gibt es in den Praxen und Kliniken eine zunehmende Zahl von Patientinnen mit einem kulturellen Hintergrund, der vielen Therapeutinnen möglicherweise weniger bekannt ist. Hier sind Offenheit und Neugier gefragt, aber auch Anpassung der Technik im Sinne einer modifizierten Abstinenz (Belz u. Özkan, 2017). Die Bereitschaft, sich auf andere Werte einzulassen, andere Formen des familiären Zusammenhalts zu verstehen, zu respektieren und bei den Behandlungszielen keine eigenen kulturabhängigen Standards aufzuoktroyieren, sind wesentliche Voraussetzung für eine bereichernde Arbeit mit diesen Patientinnen.

Therapeutische Haltung und Humor: Therapeutinnen sollten in der Lage sein, eine Als-ob-Ebene auch unter Belastung zu bewahren. Ganz generell wird die Fähigkeit zum Humor als eine wichtige therapeutische Kompetenz angesehen (Rugenstein, 2018), geht es doch oft darum, rigide, verfestigte, erstarrte Strukturen zu verflüssigen. Altersübergreifend ermöglicht Humor oft einen Moment der Begegnung, wobei von großem Vorteil ist, dass das Humorniveau von Jugendlichen und Erwachsenen sehr ähnlich ist – sie können über das Gleiche lachen.

Triadische Fähigkeiten: Die Fähigkeit zur Triangulierung als »Möglichkeit, in den verschiedensten Beziehungssituationen eine emotional flexible, das Dritte oder die dritte Person beziehungsmäßig einschließende Haltung und Einstellung zu bewahren« (Bürgin, 2002, S. 335), ist eine besondere Fähigkeit von Therapeutinnen. Insbesondere bei Patientinnen mit schweren strukturellen Störungen ist es wichtig, sich an die Bedeutung des Rahmens in der oftmals über lange Zeit dyadischen Patientin-Therapeutin-Beziehung zu erinnern. Nach Grieser (2015) stellt in Therapien auch der Raum, der Rahmen, das Dritte dar.

Hohe Angsttoleranz und die Fähigkeit des »Containments«: Insbesondere Patientinnen mit Strukturdefiziten, wie etwa Menschen mit ausgeprägten Persönlichkeitsstörungen, lösen oft ein hohes Level von

Angst in Therapeutinnen aus. Es entstehen notwendigerweise heikle Situationen innerhalb der Therapie, die ein Fingerspitzengefühl in Bezug auf die therapeutische Beziehungsgestaltung sowie die eigenen Interventionen erfordern. Therapeutinnen müssen hier eine besondere Fähigkeit haben, Angst zu tolerieren, ohne direkt zu reagieren, und sie müssen in der Lage sein, massive negative Affekte gleichsam eine Zeit lang in sich aufzubewahren. Dies hat wieder sehr verschiedene Ebenen: von theoretischen Modellen zur Einordnung solcher Phänomene über sehr persönliche Muster des Umgangs mit solchen Situationen bis hin zum Erweitern des eigenen Handlungsrepertoires durch Üben spezifischer Situationen und eine gelungene supervisorische Einordnung.

Schweigepflicht, Fähigkeit zur Wahrung des geschützten Raums: Neben Aspekten, die sich auf rechtliche Fragen beziehen, ist hier vor allem gefragt, Fähigkeiten zu entwickeln, die therapeutische Handlungsfähigkeit und technische Neutralität ermöglichen. Insbesondere wenn Patientinnen Missbrauchserfahrungen schildern, müssen solche Mitteilungen mit extremer Sensitivität und Diskretion behandelt werden. Zudem ist hier immer wieder zu prüfen, inwiefern eigene Interventionsimpulse auch einem Gegenübertragungsagieren entspringen können. Dieser Aspekt der Arbeit ist mitunter sehr anstrengend, weil es von den Therapeutinnen erfordert, einerseits sehr präsent zu sein, mit der jeweiligen Patientin zu kommunizieren und zu arbeiten, während andererseits Ängste innerlich aufbewahrt und Gegenübertragungsphantasien und -impulse bewältigt und integriert werden müssen.

Bezug zum eigenen Körper, zur eigenen Sexualität: Es ist wichtig für Therapeutinnen, die eigenen Ängste, Rationalisierungen und blinden Flecken zu kennen. Dies sollte üblicherweise in der Selbsterfahrung bearbeitet und, wo nötig, in Supervision oder Intervision besprochen werden. Ein Teil dieser Ängste hat eine sehr körpernahe Qualität oder wird durch leibnahe Themen ausgelöst. Dies bezieht sich auf die Konfrontation mit dem Körperbezug der Patientinnen, mit deren Sexualverhalten, aber auch mit Formen der Kontaktaufnahme sowie mit Aspekten von Gender, Transgender und verwandten Themen.

Standfestigkeit, Grenzsetzung und »Concern«: Neben technischer Neutralität und Flexibilität ist es ebenso wichtig, klar und standfest sein zu können. Dies betrifft unter anderem das Agieren innerhalb und außerhalb der Therapie mit Gefährdungen. Bei Grenzsetzungen ist es wichtig, dass die Sorge deutlich werden muss, das, was Winnicott (1996) mit »Concern« beschreibt.

Flexibilität im Rahmen und in der Behandlungstechnik: Dies betrifft unter anderem die Fähigkeit der Therapeutin, zu verstehen, wie viel Durcharbeiten in der jeweiligen Stunde für die jeweilige Patientin sinnvoll und erträglich ist. Auch Impulse bezüglich des Unterbrechens von Behandlungen oder Sitzungen können mitunter damit zusammenhängen. Das Mitsteuern des Anforderungsniveaus in der Behandlung, insbesondere bei strukturell beeinträchtigten Patientinnen, erfordert eine ganz eigene Sicht auf den Widerstand, der zudem, wie bereits weiter oben beschrieben, manchmal auch ein Hinweis auf Autonomie sein kann.

Therapeutische Kompetenz, Spannungen und Krisen in der Übertragungsbeziehung aufzulösen: Der therapeutischen Kompetenz, eine gute Therapiebeziehung herzustellen und aufrechtzuerhalten, kommt eine Schlüsselrolle zu (Safran, Muran u. Eubanks-Carter, 2011). Spannungen und Krisen kommen in jeder therapeutischen Beziehung vor. Es ist wichtig, diese »Brüche« relativ früh zu erkennen und aktiv und gemeinsam zu »reparieren«. Damit bietet die Therapeutin ihrer Patientin zugleich eine alternative, korrigierende Erfahrung an, die zeigt, wie Beziehungen gelingen können (vgl. Gumz, 2020). Zentral ist hier wiederum das Zusammengreifen von Wissen, Erfahrung, Begleitung und Übung: Therapeutinnen müssen eine hilfreiche Bruchreparatur von einem problematischen Gegenübertragungsagieren unterscheiden können, um jeweilige Prozessaspekte wissen, sich in Inter- und Supervision aktiv mit solchen Themen begleiten lassen und praktisch üben, wie in solchen Situationen verfahren werden kann.

Resistenz gegenüber Idealisierung und Rettungsphantasien: Patientinnen können Größen- und Rettungsphantasien in Therapeutinnen anregen. Dies gilt verstärkt für Patientinnen mit Strukturdefiziten, die unter schwierigen Bedingungen groß geworden sind und die deutlich den Eindruck vermitteln, man sei die einzige Person, die sie verstehen könne. Hier ist es besonders wichtig, die eigene Gegenübertragung zu analysieren.

Offenheit für unterschiedliche Konzeptualisierungen, Beachtung »privater« Theorien: In den letzten Jahren ist eine große Offenheit für verschiedene psychodynamische Konzeptualisierungen entstanden. Hinzukommen private Theorien, wie etwa Erfahrungen aus der eigenen Lehranalyse, Erfahrungen mit Supervisorinnen und anderen Lehrenden und dem, was man gelesen hat. Die privaten Theorien der Therapeutinnen spielen eine große Rolle in der Organisation des therapeutischen Materials. Hier ist eine ganz persönliche Setzung unvermeidbar, die sich häufig an eigenen Erfahrungen und Theorien orientiert: »They will recognize and remember both facts that have meaning to them and that fit with their inner theories« (Sandler u. Sandler, 1999, S. 996). Wichtig ist an dieser Stelle, um das Phänomen zu wissen und sich dann so bewusst und informiert wie möglich für therapeutische Vorgehensweisen zu entscheiden – immer im Wissen, dass es auch andere Möglichkeiten gäbe.

Die neue Fehlerkultur – Aus Fehlern lernen können: Viele Faktoren sind für Fehler verantwortlich: Unerfahrenheit der Therapeutin, mangelnde Empathie, ein unterschiedlicher kultureller Hintergrund, Einflussfaktoren der Therapeutin wie eine Krankheit, Schwangerschaft oder kritische Lebensereignisse. Einige technische Fehler sind mitunter auch eine Konsequenz von unbewussten Themen der Therapeutin. Greenson (2000) hat darauf hingewiesen, dass nur sehr wenige Therapeutinnen über technische Fehler schreiben, dass man aber mehr aus den Fehlern als aus jeder anderen Quelle lernen könne. In den letzten Jahren hat sich eine veränderte Fehlerkultur bemerkbar gemacht, nicht nur in der konkreten Behandlung, sondern auch auf institutioneller Ebene.

Entwicklung von forschender Neugier: Neugier auf Menschen, Phänomene, die Lust am Nachdenken und Verstehen sind sehr wichtig für jedwede Art psychoanalytisch begründeten Handelns. Dies umschließt die Arbeit mit Patientinnen und Gruppen ebenso wie die Bereitschaft, sich auf etwas einzulassen, was möglicherweise ganz anders als man selbst ist. Die Neugier selbst lässt sich gut durch etwas ergänzen, was im weiteren Sinn als eine Forschungsperspektive betrachtet werden kann, nämlich durch ein systematisches Betrachten und Einordnen. Hier haben sowohl die psychodynamischen Verfahren als auch die Nachbar- und Bezugswissenschaften mit ihrer empirischen Orientierung sowie Kunst und Kultur wichtige Perspektiven geschaffen. Das Wissen um die verschiedenen Annahmen und Methoden dieser Traditionen hilft, sowohl die eigene Position und Perspektivenabhängigkeit besser verorten zu können als auch die psychodynamischen Methoden insgesamt voranzubringen.

Weitere Kompetenzbereiche: Weitere therapeutische Kompetenzen beziehen sich auf die Erarbeitung spezifischer Fähigkeiten in Bezug auf die Behandlungstechnik und zugehörige therapeutische Haltungen. Dies betrifft Ziel, Timing und Variationen der Durchführung spezifischer Interventionen wie etwa Klarifizieren, Konfrontieren und Deuten, aber auch den Umgang mit Widerstand und Abwehr, den Umgang mit Fragen der Abstinenz und technischer Neutralität sowie Fragen zur Behandlungstechnik zu verschiedenen Zeitpunkten der Behandlung. Auf eine erfahrungsbasierte Perspektive zu diesen Themen gehen wir in Kapitel 5.6 genauer ein.

Vergleich zwischen erfahrenen und unerfahrenen Therapeutinnen

Es gibt insgesamt nicht viele Studien, die den Zugewinn an therapeutischer Kompetenz während der Aus- und Weiterbildung untersucht haben. Wie in Kapitel 4 geschildert, hat die Forschung erst in den letzten Jahren, und hier besonders in Bezug auf erfahrungsbasiertes Lernen, Fahrt aufgenommen und zu interessanten Ergebnissen geführt. Insbesondere hinsichtlich der Lernerfahrungen bei Kinder- und Jugendlichentherapeutinnen ist aber noch viel Forschung vonnöten, um zu verstehen, wie dieses Lernen und Lehren geschieht und wie therapeutische Kompetenz erworben wird. Warum das Wissen um diese Phänomene und das Erforschen derselben so wichtig sind, zeigt eine frühe Studie von Elisabeth Church (1994). Sie schildert die Ergebnisse eines Vergleichs von unterschiedlich erfahrenen Therapeutinnen in ihren Behandlungen mit Jugendlichen: angehende Therapeutinnen am Beginn ihrer Weiterbildung (»Novizen«) und erfahrene Therapeutinnen. Die Patientinnen waren zwischen 16 und 18 Jahre alt. Es wurden Therapiesitzungen mitgeschnitten; jeweils dreißig Sitzungen wurden transkribiert und ausgewertet (vgl. Seiffge-Krenke, 2020b, S. 189 ff.).

Erfahrene Therapeutinnen

Erfahrene Therapeutinnen waren sehr schnell in der Lage, Übertragungsmaterial zu identifizieren. 57 % von ihnen erwähnten den Übertragungsgehalt in der Behandlung. Demgegenüber taten dies nur 8 % der Novizen. Außerdem wurde deutlich, dass erfahrene Therapeutinnen ihre Interventionen auf Material der Sitzung aufbauten. Sie suchten also nach Evidenz. Ein Viertel aller Interventionen (27 %) fokussierte auf die therapeutische Beziehung. Weitere Interventionen stellten eine Verbindung zwischen der therapeutischen Beziehung und den Außenbeziehungen der Patientinnen her. Das heißt, die erfahrenen Therapeutinnen waren in der Lage, die therapeutische Beziehung gemeinsam zu diskutieren und es den Jugendlichen damit möglich zu machen zu sehen, was daran ihren Beziehungen im äußeren Leben ähnelte und was davon verschieden war. In dieser Studie reagierten die Jugendlichen positiv auf die Interpretation, machten weitere Kommentare über die Übertragungsdeutung und schienen die Interventionen der Therapeutinnen sehr gut anzunehmen.

Therapeutische Novizen

Die Handhabung der therapeutischen Beziehung war bei Novizen völlig verschieden. Sie gaben kaum Kommentare mit Übertragungsinhalten ab. Oft wechselten sie sogar das Thema (35 %). Zwei Drittel der Novizen verhielten sich auch defensiv, indem sie das Verhalten der Person, um die es ging, rechtfertigten (z. B. »nun gut, er hatte momentan wohl ziemlich viel um die Ohren«). Auffällig war auch ein vermeidender Umgang mit Affekten. Alles in allem schien es so, als wenn Novizen durch Übertragungsinhalte eher verängstigt wären. Etwa 55 % der Jugendlichen reagierten nicht positiv auf Interventionen der Novizen, indem sie sie entweder zurückwiesen, sie ignorierten oder das Thema wechselten. Auffällig war auch, dass die Novizen nicht reagierten, wenn die therapeutische Beziehung direkt erwähnt wurde. Wenn beispielsweise Jugendliche ein Gespräch über die Therapie initiierten, so antworteten 58 % der Novizen nicht auf dieses Angebot. Anders als erfahrene Therapeutinnen bezogen sich Novizen fast nie auf die Vergangenheit oder zogen Parallelen zwischen der therapeutischen Beziehung und den anderen Beziehungen der Jugendlichen. Sie schienen intellektuelles Wissen über die Übertragung zu haben, konnten dieses aber noch nicht praktisch anwenden und umsetzen.

Unterschiede zwischen erfahrenen Therapeutinnen und Novizen bezüglich Interventionen

Erfahrene Therapeutinnen zeigten Interventionen, die darauf hinausliefen, dass ihre Patientinnen an eigenen Lösungen arbeiteten. Sehr häufig stellten sie Fragen (44 % der Interventionen), machten reflexive Statements (14 %), boten Erklärungen an (13 %) und fassten das Bearbeitete zusammen (9 %). Sie präsentierten sich selbst als Partnerinnen in der therapeutischen Arbeit. Sie gaben relativ wenig direktive Statements ab (14 % ihrer Interventionen); auch Konfrontationen (6 %) und Interpretationen oder Deutungen (6 %) waren nicht so häufig. Dies lief letztlich darauf hinaus, dass die Therapeutinnen sich sehr stark als »Container« anboten, sodass die Jugendlichen mit ihnen arbeiten konnten, ohne dass die Therapeutinnen allzu viel in den Sitzungen festgelegt hatten. Auf jeden Fall ist die fragende, nachdenkliche Haltung deutlich. Durch die angebotene Struktur fühlten sich die Jugendlichen unterstützt und trotzdem nicht unter Druck, hatten genug Raum und Freiheit. Insgesamt war auffällig, dass so die Ressourcen der Jugendlichen sehr stark gefördert wurden.

Demgegenüber gaben therapeutische Novizen relativ viel direktive Interventionen (56 %), stellten Fragen (24 %) und machten Zusammenfassungen (10 %). Die Mehrzahl dieser Fragen waren geschlossene Fragen (64 %). Ihr Hauptziel war, die Konversation direkt zu steuern; sie gaben den Jugendlichen daher wenig Gelegenheit zur Exploration.

Wenig überraschend reagierten die Jugendlichen positiver auf die Interventionen der erfahrenen Therapeutinnen und stimmten fast allen Interventionen zu (92 %). Demgegenüber lehnten 18 % die Aussagen der Novizen offen ab, das Thema wechselten 28 %, manche ignorierten die Interventionen direkt (8 %). Die Erfahrenen waren sehr sensitiv in Bezug auf den Wunsch nach Autonomie bei Jugendlichen, während die Novizen eher eine »falsche« Lösung im Sinne von Winnicotts »false self« vorgaben. Oft entwickelte sich ein Teufelskreis zwischen der Direktivität der Novizen und der Abwehr der Jugendlichen.

5.4 Entwicklung von psychodynamischen Forschungskompetenzen

Forschungskompetenzen sind für die psychodynamischen Verfahren von besonderer Wichtigkeit, und dies gilt insbesondere für quantitative Methoden. Das hat neben dem Erkenntnisinteresse einen ganz pragmatischen Hintergrund: Bei aller berechtigten Kritik an den Grenzen bestimmter Methoden ist es eine Tatsache, dass andere Psychotherapieverfahren eine deutlich größere Anzahl an publizierten Studien zu ihrer Wirksamkeit vorweisen können. Um es an einem Beispiel deutlich zu machen: Im Jahr 2012 veröffentlichten Hofmann, Asnaani, Vonk, Sawyer und Fang eine Überblicksarbeit zur Wirksamkeit kognitiver Verhaltenstherapie. Als Grundlage dafür konnten sie 269 Studien identifizieren. Bei diesen Studien handelte es sich jedoch nicht um Einzeluntersuchungen, sondern bereits um Metaanalysen, die jede für sich eine Vielzahl von Originalarbeiten zu spezifischen Störungsbereichen und Themen einschloss. Die Zahl ist für psychodynamische Verfahren, trotz einer zunehmend soliden empirischen Basis, deutlich geringer.

Dieser Unterschied ist leider keine akademische Frage, sondern langfristig für alle psychodynamischen Therapeutinnen hochgradig bedeutsam: Für Bereiche, in denen keine Forschung zur Wirksamkeit vorliegt, können psychodynamische Verfahren in der Logik der heutigen Zeit nicht als wirksam oder wissenschaftlich anerkannt eingeordnet werden. Mittel- und langfristig wirkt sich so etwas immer auch auf den Geltungsbereich der Verfahren oder auf grundsätzliche sozialrechtliche Fragestellungen aus. Insofern haben Institutionen, die Aus- und Weiterbildung erbringen, auch im Bereich von Forschung eine hohe Verantwortung für die Zukunft psychodynamischer Therapien.

Die Überprüfung der Wirksamkeit psychodynamischer Therapien

Die Frage, ob psychotherapeutische Behandlungen wirken, ist eine wichtige, nicht nur in Bezug auf individuelle Veränderungen und Symptomreduktion (Liu u. Adrian, 2019). Psychodynamische Therapien zählen, nachdem eine Indikation für eine krankheitswertige Störung gegeben ist, zu den im Mittel längeren und damit kostenintensiveren Therapieverfahren und zielen neben einer Symptomreduktion auf strukturelle Veränderungen und die Bearbeitung intrapsychischer Konflikte ab. Bei allen oben genannten Einschränkungen ist psychodynamische Forschung dort, wo sie durchgeführt wird, durchaus erfolgreich: Für die Behandlung von Erwachsenen zeigt sich für die Mehrzahl der Störungsbereiche Effektivität von psychodynamischen Verfahren sowie üblicherweise kein Wirksamkeitsunterschied zu anderen Verfahren wie etwa der Verhaltenstherapie. Längere psychodynamische Behandlungen sind insbesondere in der Behandlung komplexer Störungen wirksamer als kürzere Vergleichstherapien (vgl. Ehrenthal, 2017; Leichsenring et al., 2015; Steinert u. Leichsenring, 2017; Woll u. Schönbrodt, 2020).

Demgegenüber ist der Forschungsstand in Bezug auf psychodynamische Therapien im Kindes- und Jugendalter deutlich weniger gut. Psychodynamische Studien machen den Übersichten von Weisz, Jensen-Doss und Hawley (2005) zufolge nur einen Bruchteil der kontrollierten Psychotherapiestudien bei Kindern und Jugendlichen aus. In einer kürzlich durchgeführten Metaanalyse (Weisz et al., 2017) an über 30.000 Patientinnen haben nur 29 der untersuchten 447 eingeschlossenen Studien die Auswirkungen einer psychodynamischen Behandlung bei Kindern und Jugendlichen untersucht, obwohl psychodynamische Verfahren international bei Kindern und Jugendlichen am häufigsten angewendet werden (Weisz u. Jensen, 2001). Dies gilt auch immer noch für die Situation in Deutschland (Maur u. Lehndörfer, 2017).

Der Gewinn: Forschung macht neugierig, Forschung hilft der Therapie

Das Thema lässt sich aber auch positiver formulieren: Es gibt in anderen Ländern große, in Instituten und Versorgungszentren gesammelte naturalistische Datensätze, anhand derer nicht nur Aussagen über die Wirksamkeit in der tatsächlichen Anwendung getroffen werden können, sondern die gleichzeitig spannende Fragestellungen zum Beispiel zu Wirkfaktoren, Prozessvariablen, Therapeutinnenfaktoren oder möglichen Effekten von Rückmeldesystemen ermöglichen. Dies ist auch für Fragen der analytischen Langzeittherapie relevant, die deutlich schwerer in randomisiert-kontrollierten Studien zu untersuchen sind. Wären zum Beispiel seit den 1960er Jahren systematisch Daten zu Verlauf und Ergebnis analytischer Behandlungen erhoben worden, gäbe es heute deutlich mehr Antworten auf die Frage, ob diese besser ein-, zwei-, drei- oder vierstündig durchgeführt werden sollten. Und: So gut wie immer, wenn sich psychodynamische Verfahren einer quantitativen Evaluation unterzogen haben, mussten sie sich bezüglich der Ergebnisse nicht verstecken. Zudem möchten wir daran erinnern, dass insbesondere Studien, in denen die Effekte nicht so gut sind wie erwartet, Fragen zu Methodik und Behandlungstechnik weiterbringen.

Für die zukünftige Aus- und Weiterbildung ist also die Entwicklung von Forschungskompetenz notwendig, damit es auch in der

Breite zu einer Weiterentwicklung psychodynamischer Ansätze, zur Prüfung ihrer Effektivität und zur Analyse von Moderatoren der Veränderung kommen kann. Forschungskompetenz ist für Masterstudierende des neuen Studiengangs Psychotherapie universitär gut realisierbar. Aber auch die forschende Neugier von bereits praktizierenden Kinder- und Jugendlichen- und Erwachsenentherapeutinnen ist wichtig, zudem das Anregen von Offenheit für neue Erkenntnisse, damit der psychodynamische Prozess lebendig und innovativ bleibt. Für die außeruniversitären Weiterbildungsinstitute entsteht jedoch eine neue Situation, da die Entwicklung und Förderung von Forschungskompetenz über das Rezipieren von Forschungsbefunden hinaus bislang selten Bestandteil des Curriculums war. Dies gilt erneut besonders für die Weiterbildungsinstitute für Kinder- und Jugendlichenpsychotherapie, die sich traditionell seltener mit der Evaluation ihrer Behandlungen beschäftigt haben (Seiffge-Krenke, 2020b).

Zukünftige Erfordernisse: Qualitätssicherung und Forschung

Bereits 1999 wurde im Psychotherapeutengesetz die Qualitätssicherung eingefordert. Die seither eingeführten Richtlinien umfassen sinnvollerweise einrichtungsinterne Qualitätsmanagementprozesse u. a. für die an der vertragsärztlichen Versorgung teilnehmenden Psychotherapeutinnen zum Zweck der Sicherung und Verbesserung der Patientinnenversorgung sowie der Organisationsentwicklung. Beschrieben werden grundsätzliche Anforderungen einer erfolgreichen und an Patientinnen, Behandelnden bzw. die versorgende Institution angepassten Umsetzung von Qualitätsmanagementprozessen. Dabei geht der Begriff der Qualitätssicherung über die Erfassung und statistische Auswertung von Verlaufs- und Ergebnisdaten der Therapien hinaus. Er umfasst ganz unterschiedliche Aspekte von sorgfältig erstellter Diagnostik und Therapieplanung über das Gutachterverfahren bei der Antragstellung bis hin zu Dokumentation, Standards in der Aus- und Fortbildung. Zudem sind Maßnahmen gemeint, die die Qualität der Behandlung sichern, wie etwa Konzeption, Umsetzung und Evaluation von Supervision oder Intervision. Die steigende Bedeutung von Qualitätssicherungsprozessen wird auch daran deutlich, dass der Gemeinsame Bundesausschuss nun auf Grundlage des § 137a des Sozialgesetzbuchs V die Entwicklung eines allgemeinen Qualitätssicherungsverfahren zur ambulanten psychotherapeutischen Versorgung gesetzlich Krankenversicherter in Auftrag gegeben hat. An dieser Stelle gibt es also eine Mischung aus Notwendigkeit und Möglichkeit. Psychodynamische Aus- und Weiterbildungsstätten könnten hier vom Blick über den Tellerrand profitieren und sich, ähnlich den universitären (vorwiegend verhaltenstherapeutischen) Ausbildungsinstitutionen, auch im Hinblick auf Qualitätssicherung und Forschung zusammenschließen und zum Beispiel durch eine gemeinsame Testbatterie kurzfristig auch größere Datensätze generieren. Dies geht wahrscheinlich dann besonders gut, wenn es in enger Kooperation mit Universitäten durchgeführt wird, denen es üblicherweise leichter fällt, Aussagen über Aktualität, Gütekriterien und den Einsatzbereich verfügbarer Forschungsinstrumente zu treffen.

Die Sicht der Weiterbildungskandidatinnen: Wunsch nach mehr Forschungskompetenz

Forschung steht auch bei Ausbildungskandidatinnen hoch im Kurs: Sischka et al. (2018) befragten 559 Weiterbildungsteilnehmende aus 31 Instituten der DGPT, wie sie die Ausbildungssituation einschätzen und welchen Verbesserungsbedarf sie sehen. Die meisten Personen, die sich an der Studie beteiligten, machten eine verklammerte Ausbildung. Die Kombination von Theorie, Durchführung von Erstinterviews, ambulanten Behandlungen und Supervision unter dem Dach eines Instituts wurde sehr geschätzt und erschien als ein bewahrenswertes Element des zukünftigen Fachkundeerwerbs. Kritisch wurde jedoch von den Kandidatinnen angemerkt, dass ihre Forschungskompetenz gefördert werden sollte – nicht nur in der Ausbildung, sondern vor allem auch in der Weiterbildung. Dies würde auch hier für eine stärkere Vernetzung mit Universitäten und Hochschulen sprechen, denen sich die Weiterbildungsinstitute stärker öffnen sollten. So könnten etwa neben in der Routine erhobenen Fragebögen auch Aufzeichnungen und Beobachtungsprotokolle aus den Behandlungen zu weiterer Forschung in Form von Master- und Bachelorarbeiten verwendet und damit eine gute Verknüpfung von Forschung und Praxis erreicht werden. Die Kombination von Praxis und Forschung wird auch im zukünftigen Studiengang *Psychotherapie* eine wichtige Rolle spielen.

Praxisorientierte Forschungskompetenz in der Weiterbildung

Tatsächlich lassen sich auch Forschungskompetenzen gut in der Ausbildung erfahrbar machen. Eine zunehmende Offenheit dafür geht möglicherweise auch mit Änderungen der Institutsstrukturen und Versorgungsangebote einher. Im Zuge der Veränderungen durch das Psychotherapeutengesetz, insbesondere der Erweiterung des Indikationsbereichs, wurden deutlich weniger Patientinnen mit der »klassischen« analytischen Technik behandelt, sondern mit modifizierten und auch kürzeren Varianten psychodynamischer Therapien. Es entstanden in diesem Kontext zahlreiche Weiterbildungsinstitute mit tiefenpsychologischer Ausrichtung. Unter diesen sind manche auch in universitäre Strukturen eingebunden, sodass sich eine Reihe erfolgreicher Modelle zur Implementierung unterschiedlicher Arten von Forschung mit Routinedaten entwickelt hat. An der Klinik für Allgemeine Innere Medizin und Psychosomatik etwa beinhaltet das »Heidelberger Modell« der Qualitätssicherung in Ergänzung zu einer Eingangs- und Abschlussdiagnostik auch eine Prozessmessung jede fünfte Stunde. Ebenso werden alle Behandlungen entsprechend den Datenschutz- und Sicherheitsvorgaben auf Video aufgezeichnet und können je nach Einwilligung nicht nur für die Supervision, sondern auch für Forschungsprojekte verwendet werden. Die anfallenden Daten werden wiederum proaktiv für Forschungsfragestellungen verwendet (Schauenburg et al., 2019).

Neben der Routinediagnostik von Prozess und Ergebnis von Behandlungen gibt es aber auch Möglichkeiten, Forschung direkt mit klinischen Fragen zu verbinden, die für die Kandidatinnen relevant sind. Ein Beispiel dafür ist ein Forschungsseminar, das im Rahmen einer beteiligungsorientierten und diskursiven Lehrveranstaltung mit

Weiterbildungsteilnehmenden für psychodynamische Kinder- und Jugendlichentherapie in Mainz durchgeführte wurde (Lamberty, Escher u. Seiffge-Krenke, 2018). Hier stand im Fokus, die erhobenen Daten aus den Behandlungsverläufen der Weiterbildungskandidatinnen auszuwerten und mit der alltäglichen praktischen Arbeit im Therapiesetting in Beziehung zu bringen. Von besonderer Bedeutung war die Qualität der Elternarbeit als Moderator. Aus einer zwar grundsätzlich interessierten, aber initial eher defensiven Haltung der Kandidatinnen (N = 25) ergaben sich im Verlauf anregende Diskussionen, insbesondere zur Elternarbeit in der Psychotherapie von Jugendlichen. Dabei wurden drei Gruppen von Behandlungen betrachtet:

- Behandlungen mit Elternarbeit, die am Anfang der Behandlung, also im Lauf der Probatorik, »komplikationsfrei« verlief. Die Eltern zeichneten sich durch eine produktive und konstruktive Mitarbeit aus und schienen an der Behandlung ihres jugendlichen Kindes interessiert, aber nicht überinvolviert.
- Die zweite Gruppe von Behandlungen Jugendlicher umfasste solche mit schwieriger bzw. (bisher) wenig gelungener Elternarbeit. Diese Elternarbeit war bereits zu Beginn geprägt von Terminausfällen, konflikthaften Beziehungsdynamiken mit den Eltern oder einem Desinteresse an der bzw. einer Überinvolviertheit der Eltern in Bezug auf die Behandlung.
- Die dritte Gruppe schließlich stellten Behandlungen ohne begleitende initiale Elternarbeit dar. Hierfür ließen sich mehrere Gründe identifizieren, wie die Vermeidung von schwieriger Elternarbeit bzw. Verweigerung der Mitarbeit durch die Eltern selbst, aber auch eine Ablehnung der Elternarbeit durch die jugendlichen Patientinnen. In anderen Fällen waren keine Eltern vorhanden oder für die Behandelnden nicht erreichbar.

Tatsächlich zeigten die Therapieverläufe bei schlecht verlaufender bzw. schwieriger Elternarbeit (Gruppe 2) und ohne Elternarbeit (Gruppe 3) eine geringere Symptomreduktion. Dabei zeigte sich rasch ein großes Interesse der am Seminar teilnehmenden Kandidatinnen an den

»eigenen« Daten, und es entstand, durch die Identifikation mit den hinter den Befunden stehenden Behandlungen, ein im positiven Sinn irritierender Reflexionsprozess sowohl über Sinn und Unsinn von Qualitätssicherung als auch von stärker behandlungsbezogenen, therapeutischen Fragestellungen. Die Teilnehmenden konnten durch den angeregten Feedbackprozess für die in statistischen Daten gebundenen Informationen sensibilisiert werden, gerade weil diese einen Teil ihrer Behandlungspraxis abbildeten.

Ein anderes Beispiel ist ein Seminarkonzept zur psychodynamischen Therapieforschung, bei dem in einer Sitzung Methoden und Ergebnisse allgemeiner Psychotherapieforschung vorgestellt, in einer zweiten Sitzung Ausschnitte aus Lehrvideos von den Teilnehmenden mithilfe unterschiedlicher Ratingskalen eingeschätzt wurden. Die Ergebnisse wurden von der Seminarleitung quantitativ ausgewertet und der Gruppe vorgestellt. Gleichzeitig wurde diskutiert, welches die Vorteile, aber auch Grenzen der Anwendung von Ratinginstrumenten auf möglicherweise auch eigenes Videomaterial sind und wie Instrumente aus der Forschung helfen können, in eigenen Behandlungen noch genauer hinzuschauen. Eine dritte Sitzung zu ausgewählten Ergebnissen spezifisch psychodynamischer Forschung rundete das Seminar ab.

Forschung kann also in die Aus- und Weiterbildung auf eine Weise eingebaut werden, die den Teilnehmenden Forschungskompetenz sogar erfahrbar macht. Allerdings sind auch hier in der Breite wahrscheinlich Kooperationen mit Hochschulen oder ähnlichen Einrichtungen dringend nötig. Gute Ideen dazu sind an anderer Stelle nachzulesen (z. B. Benecke u. Krause, 2020; Döring u. Möller, 2020; Ermann et al., 2020).

5.5 Voraussetzungen für praxisorientierte Lehre therapeutischer Kompetenzen

Die neuen Lern- und Lehrformen, die wir in diesem Buch ansprechen, verlangen eine besondere institutionelle Atmosphäre, einen besonderen Umgang zwischen den Aus- und Weiterbildungsteilnehmenden und ihren Dozentinnen bzw. Supervisorinnen. Schon vor vielen Jahren hat Otto Kernberg in seinen »Dreißig Methoden zur Unterdrückung der Kreativität von Kandidaten der Psychoanalyse« (1998) die verkrusteten autoritären Strukturen in Ausbildungsinstituten mit ihrer starken Hierarchisierung, Abgrenzung von anderen Institutionen und Lehrmeinungen und angsteinflößenden und einschüchternden Methoden der Supervision und Seminarleitung ironisch auf die Schippe genommen. Daran hat sich sicher viel geändert, doch wird in seinem Beitrag auch deutlich, dass eine Öffnung, eine interdisziplinäre Orientierung und das kritische Denken der Kandidatinnen und Dozentinnen wichtig sind, um die Psychoanalyse voranzubringen und eine gute Aus- und Weiterbildung zu gewährleisten.

Wie eingangs erläutert, werden die Inhalte eines Gesamtcurriculums ab 2021 durch die MWBO und die entsprechenden Weiterbildungsordnungen der Länder vorgegeben, doch obliegt die jeweilige Ausgestaltung der Lehrformate und Schwerpunktsetzungen bisher den Instituten und anderen Aus- und Weiterbildungsstätten. Für die Umsetzung neuer Lehrformate braucht es dort oft ein Umdenken, eine Erweiterung sowie Reflexion über die systematische Integration neuer Methoden. Mehrere Bereiche sind hier wichtig, die im Folgenden kurz dargestellt werden.

Angstfreie und kreative Atmosphäre

Lehrende, Institute und Universitäten unterscheiden sich sehr in Bezug auf ihre Traditionen hinsichtlich der Lernatmosphäre. Gerade für die neuen Lehr- und Lernformen, etwa erfahrungsbasiertes Lernen, ist eine möglichst angstfreie und von Wertschätzung, Neugier und Respekt geprägte Atmosphäre zentral. Das bedeutet, dass Lehrende diese im Sinne einer Prozessverantwortung aktiv fördern müssen.

Dazu gehört auch, Feedbackregeln zu besprechen und umzusetzen. Tatsächlich geht es bei Feedbackregeln vor allem um eine Haltung. In der Praxis hat sich als hilfreich erwiesen, zu Beginn eines Seminars die Funktion von Feedback zu erklären, die Teilnehmenden zu ermutigen, aktiv und spezifisch Feedbackprozesse mitzugestalten. Für konkretes Feedback kann die Instruktion hilfreich sein, dass die Personen, die Feedback geben, zunächst das Beobachtete reflektieren und aktiv nach etwas suchen, was ihnen wirklich gefallen hat, inklusive einer Begründung für diese Wertung. (»Mir hat gefallen, wie du trotz starker Kritik durch die Patientin nach außen hin sehr ruhig geblieben bist und man dir beinahe beim Nachdenken zusehen konnte. Mein Eindruck war, dass die Patientin dadurch ebenfalls ruhiger wurde. Ich kann mir vorstellen, dass sie sich durch das Nachdenken auch ernst genommen gefühlt hat.«) Oft reicht eine Rückmeldung dieser Art aus, um in einem zweiten Schritt in einen gemeinsamen Reflexionsprozess auch über das Herausfordernde einer spezifischen Interaktionssituation einzusteigen. Lehrende können den Feedbackprozess und damit die Atmosphäre steuern, indem sie selbst mit gutem Beispiel vorangehen, entsprechende Feedbackstrategien aktiv selbst praktizieren, aber auch durch Fokussetzungen, wie etwa die Frage, in Bezug auf welches Phänomen oder Erleben eine Teilnehmerin eines Rollenspiels gern Feedback haben möchte.

Wichtig ist auch, als Lehrende auf den Prozess zu vertrauen und nicht »zu viel auf einmal zu wollen«. Entwicklung von Kompetenzen braucht Zeit, aber sie findet in den meisten Fällen statt. Lehrende dürfen daher Lernende nicht mit Rückmeldungen überhäufen, die dem individuellen Kompetenzlevel zu weit vorausgehen. Ebenso bedeutsam ist die Bereitschaft von Lehrenden, selbst in Rollenspielen oder unter Berücksichtigung von Datenschutzbestimmungen mit eigenem Stundenmaterial in Form von Video- oder Audioaufzeichnungen sichtbar zu werden. Dies beinhaltet zugleich die Möglichkeit, eine positive Fehlerkultur zu entwickeln (vgl. Ehrenthal et al., 2019).

Qualifikation von Lehrenden

Praxisorientierte Lehre trägt sich nicht von selbst. Die Kompetenz von Lehrenden ist ein entscheidender Faktor, ob die Formate ihr Potenzial entfalten können. Grundlage ist selbstverständlich die Verfahrensgebundenheit: Nur diejenigen dürfen unterrichten, die nachweislich qualifiziert sind, was sich üblicherweise in einer verfahrensspezifischen Approbation oder Fachkunde zeigt. Wünschenswert ist, dass die Lehrenden das, was sie unterrichten, auch konzeptuell und in Bezug auf die persönliche Motivation gleichsam libidinös besetzen.

Schon Kernberg (1998) hat ironisch argumentiert, man solle nicht nur Anfängerinnen und Fortgeschrittene säuberlich voneinander trennen, sondern auch die Altershierarchie des Instituts, die zugleich häufig eine Machthierarchie ist, unbedingt einhalten, weil das den Kandidatinnen am meisten Angst einflößt. Moderne Ausbildungsinstitute arbeiten heute eher mit flachen Hierarchien und einer kompetenzbezogenen Aufgabenteilung. Ehrenthal et al. (2019) schlagen vor, Lehrende unterschiedlichen Qualifikations- und Erfahrungsgrades aufgabenbezogen einzusetzen. In der Praxis haben sich auch Unterrichtsteams bewährt, in denen mehrere erfahrene Kolleginnen zusammenarbeiten, oder auch Kombinationen aus mehr und weniger erfahrenen Dozentinnen. Wichtig ist hier, die Rollen und Verantwortlichkeiten kontinuierlich zu reflektieren: Wer ist für was zuständig, wer übernimmt welche Rolle, wer kann was besonders gut? Mitunter sind jüngere Therapeutinnen noch etwas näher an der Lehrbuch-Intervention, was Sicherheit und Klarheit vermitteln kann, während sehr erfahrene Therapeutinnen besser im Blick haben, wo das Abweichen von der reinen Lehre nötig ist – was mitunter Teilnehmende in einer frühen Phase ihrer Aus- und Weiterbildung überfordert. Fortbildungen in spezifischer Didaktik sind in jedem Fall notwendig. Auch hier können Kooperationen mit Universitäten hilfreich sein.

Eine wichtige Frage bezieht sich darauf, ob nicht auch Aus- und Weiterbildungsteilnehmende die praxisorientierte Lehre in Bezug auf das therapeutische Handeln mitgestalten sollten, wie es in der Medizindidaktik oftmals durch Tutorinnen übernommen wird. Dagegen spricht, dass es sich in der aktuellen Weiterbildung um ein Äquivalent zur fachärztlichen Weiterbildung handelt, die üblicherweise nicht von »Peers« durchgeführt wird, ebenfalls, dass die psychotherapeutischen Kompetenzen, die unterrichtet werden, etwas komplexer als etwa die Technik der venösen Blutentnahme sind. Und last, but not least gibt es keine belastbaren Studien, die darauf hindeuten, dass Peers ähnlich gut Psychotherapie unterrichten können wie approbierte Psychotherapeutinnen.

Anders ist es zum Beispiel bei theoretischen Seminaren. Natürlich sind bei Referaten in der Lehre, der kritischen Diskussion von Konzepten sowie bei der Einübung von grundlegenden Diagnostikfertigkeiten verstärkt auch Weiterbildungsteilnehmende für Fragestellungen einzubeziehen, um ihre theoretische oder didaktische Kompetenz zu stärken. Auch die Zusammenstellung von Forschungsbefunden zu einem Krankheitsbild, zur Psychotherapieforschung in einem bestimmten Feld, mit einer bestimmten Fragestellung kann hilfreich sein, um die Weiterbildungsteilnehmenden für Fragen der Interdisziplinarität und der methodischen Überprüfbarkeit von Konzepten und Modellen zu sensibilisieren.

Schauspielpatientinnen und Übungsszenarien

Der Aufbau eines Pools von Schauspielpatientinnen (SPs) und deren Training auf psychotherapeutische Szenarien hin sind wichtig, benötigen jedoch Vorlauf, Koordination und finanzielle Ressourcen. Hier ist die Einbindung echter Schauspielerinnen, aber auch interessierter Laien, Aus- und Weiterbildungsteilnehmenden und weiterer Personen möglich. Das kann institutsintern passieren, aber auch in Kooperation mit anderen Ausbildungsstätten oder Universitäten. Aus der Praxis heraus ist zentral, dass die SPs verstehen, was sie tun sollen, was voraussetzt, dass die Dozentinnen dies für sich geklärt haben. Manche SPs mögen das etwas freiere Spiel in psychotherapeutischen Lehrszenarien, andere sind nicht für alle Formate gleichermaßen geeignet. Es ist unabdingbar, viel mit den SPs zu kommunizieren und immer wieder im Austausch zu sein. Ein weiterer zu berücksichtigender Aspekt bezieht sich auf die Vermischung von persönlichen Rollen, die sich ergeben können. Selbstverständlich haben auch manche SPs Therapievorerfahrung. Bewährt hat es sich, den SPs Vorgaben zu machen oder Anhaltspunkte zu geben, worauf genau sie in ihrer Rückmeldung achten sollen, und sensibel mit persönlicher Betroffenheit umzugehen.

Seitens der Seminarleiterinnen müssen Kompetenzen im Schreiben von Rollen (Biografie, Symptomatik, Psychodynamik), »Drehbüchern« (Abläufe von Übungsszenarien) und »Regieanweisungen« (auf welche Angebote der Ausbildungsteilnehmenden sollen die SPs wie reagieren) entwickelt werden. Die Erfahrung zeigt, dass es Schauspielerinnen dann aufgrund der Ubiquität von Psychodynamik und Interaktionsgeschehen leichtfällt, die Rollen auszufüllen und zum Leben zu erwecken.

5.6 Entwickeln von erfahrungsbasierten Lehrszenarien im Spannungsfeld von Theorie und Therapie

Eine Grundannahme erfahrungsbasierten Lernens in der Psychotherapie ist, dass alle klinisch bedeutsamen Kompetenzen letztendlich erfahrbar gemacht werden können. Dies führt dazu, psychodynamische Inhalte unter sehr spezifischen Fragen zu betrachten: Welche Kompetenzen verbergen sich hinter den Begriffen, wie werden diese erlebt, sind die Aspekte, die nicht erfahrbar gemacht werden können, tatsächlich für die Praxis bedeutsam? Pluralismus der unterschiedlichen psychoanalytisch begründeten Traditionen bedeutet hier nicht Beliebigkeit, sondern erfordert ein genaues Hinschauen sowie das Einordnen von Kompetenzen in bestehende und möglicherweise nicht ausschließlich psychoanalytische Begrifflichkeiten. Das ist nicht trivial, sondern verlangt ein präzises Nachdenken über das, was in psychodynamischen Therapien wesentlich ist, was notwendigerweise auch immer ein Auswählen und Auslassen mit sich bringt.

Inhaltlich ist es folglich wichtig, sich damit zu beschäftigen, wie psychodynamische Theorien und therapeutisches Handeln miteinander verwoben sind (siehe Abbildung 2). Hier gibt es mindestens zwei Herangehensweisen: aus der Praxis und aus der Theorie abgeleitete. Aus der Praxis stehen spezifische, prototypische klinische Situationen Modell, in denen eine Therapeutin etwas getan hat, das

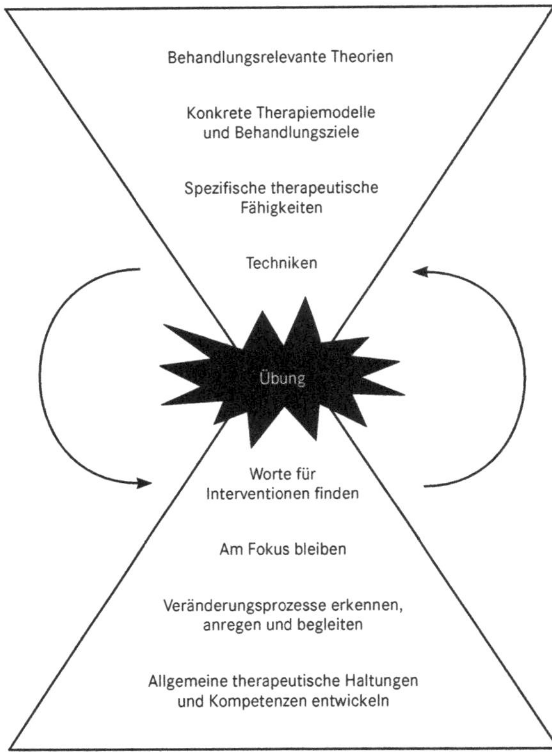

Abbildung 2: Modell erfahrungsbasierter Übungsformate

hilfreich war. Dieses therapeutische Handeln, was selbstverständlich immer auch ein Unterlassen sein kann, wird nun im Hinblick auf Fähigkeiten und Kompetenzen untersucht, also bezüglich dessen, was die Therapeutin in die Lage versetzt hat, in dieser Form hilfreich zu sein. Die zugehörigen Handlungen und Kompetenzen sind wiederum von individuellen Behandlungszielen im Kontext bestimmter psychodynamischer Therapiemodelle abhängig, die wiederum in eine

Theorie eingebettet sind. Zugehörige Fragen wären also: Was hat die Therapeutin technisch getan und was daran besonders gut gemacht, welche allgemeinen und spezifischen Kompetenzen brauchte sie dafür, welche Behandlungsmodelle bieten einen Rahmen für diese Vorgehensweise und welche Theorien sind hilfreich, um diese Form des therapeutischen Handelns nachvollziehen und sich zu eigen machen zu können?

Ähnliche Fragen ließen sich von der Perspektive der Theorie ausgehend formulieren (Ehrenthal u. Seiffge-Krenke, 2020). Jede Theorie lässt sich dahingehend prüfen, ob und wo sie in der Praxis wirksam wird, zudem, welche Kompetenzen in der Arbeit mit den abgeleiteten Modellen nötig werden und welche konkreten Techniken zum Erreichen der modellspezifischen Behandlungsziele vorgeschlagen werden. Wenn dies deutlicher ist, lassen sich relativ leicht Situationen aus der klinischen Praxis finden oder entwickeln, in denen die entsprechenden Kompetenzen wirksam und erfahrbar werden. Anhand dieser Situationen kann dann überlegt werden, unter welchen Bedingungen diese Kompetenzen leichter und unter welchen Bedingungen sie schwerer in therapeutisches Handeln umgesetzt werden können. Hier geht es also um Parameter, anhand derer der Schwierigkeitsgrad einer Übungssituation variiert werden kann, wie etwa forderndes, anklagendes oder aber starkes Rückzugsverhalten der SPs. Gleichzeitig kann dieser Prozess inhaltlich sehr erhellend für das Verständnis und die Modifikation spezifischer Interventionsformen sein. Ein letzter Schritt wäre, sich zu überlegen, wie die Lernsituation an den jeweiligen Lehrkontext angepasst werden kann, sei es, dass unterschiedliche Kontexte (z. B. ambulante Psychotherapie, stationäre Fokaltherapie, Forensik, Beratungsstelle) Modifikationen erfordern, oder aber auch, dass Personen mit unterschiedlichen Kompetenzniveaus in ein und demselben Seminar auf ihrem jeweiligen Lernlevel profitieren.

Auf welchen Ebenen können Teilnehmende eines erfahrungsbasierten Lehrformats nun aus der erlebten Situation etwas lernen? Zunächst geht es tatsächlich um das bewusste Gestalten von Sprechakten. Es ist für Therapeutinnen in Ausbildung wichtig auszuprobieren, wie es ist, Interventionen in Worte zu fassen. Das schafft Sicherheit in eigenen Behandlungen sowie eine Idee davon, dass Sprache als Kerninstrument nuanciert und präzise eingesetzt werden kann (Wachtel, 2011). Daran anknüpfend wird zumeist deutlich, dass das eigene therapeutische Handeln und die Entscheidung darüber, was aufgegriffen und was zunächst nicht adressiert wird, eng mit dem jeweiligen Therapiefokus zusammenhängen. Gerade in der ersten Zeit der Aus- und Weiterbildung ist das Arbeiten am Fokus eine große Herausforderung. Umso wichtiger ist, dies tatsächlich zu üben.

Das Abweichen vom Fokus in der Lernsituation kann wiederum als Ausgangspunkt genommen werden, um Übertragung und Gegenübertragung sowie die interaktionelle Wirkung von Abwehr und Widerstand besser zu verstehen. In der Praxis ergibt sich hier durchaus der eine oder andere Aha-Moment, dessen jeweils zugrunde liegenden Herausforderungen gleichzeitig im weiteren Verlauf eines Seminars aufgelöst werden können, sodass, im Gegensatz zu manchen Supervisionserfahrungen, weniger die Selbstkritik erhöht, sondern die Möglichkeit von Kompetenzzuwachs spürbar wird. Darüber hinaus bekommen Teilnehmende oftmals einen schärferen Blick für Veränderungssequenzen und dafür, wo sie selbst einen Veränderungsprozess anstoßen oder eher nur hilfreich begleiten müssen. Das schafft Vertrauen in den therapeutischen Prozess und hilft, besser zu unterscheiden, wo deutliche therapeutische Aktivität nötig und wo sie eher hinderlich ist. In der Zusammenschau von konkretem therapeutischen Handeln vor dem Hintergrund fokusorientierten Arbeitens, eingebettet in ein individuelles Gefühl für Modelle von Veränderungsprozessen, entwickeln sich sowohl Ahnen und Wissen um therapeutische Kompetenzen als auch therapeutische Haltungen, die diese Kompetenzen widerspiegeln. Gleichzeitig wird deutlich, dass psychodynamische Techniken nicht wie ein Medikament verstanden werden können, das für »Heilung« sorgt, sondern immer nur als auf ein Veränderungsziel gerichtete Hilfsmittel zu begreifen sind, die in einem von Übertragung und Gegenübertragung geprägten Interaktions- und Beziehungsgeschehen wirksam werden (Ehrenthal u. Grande, 2014).

Im Folgenden wird ein Beispiel zur Entwicklung einer entsprechenden Übung beschrieben (nach Ehrenthal u. Seiffge-Krenke, 2020).

Im Kontext eines bereits genannten Seminars zur Theorie und Praxis evidenzbasierter psychodynamischer Kurzzeittherapien wurde anhand von Prinzipien aus dem Manual zur Panikfokussierten Psychodynamischen Psychotherapie (PFPP; Busch, Milrod, Singer u. Aaronson, 2012) in einem Modulblock das Deuten innerhalb der Übertragungsbeziehung in den Fokus genommen. Die teilnehmenden Studierenden hatten vorher bereits allgemeine psychodynamische Behandlungstheorie und -prinzipien erarbeitet und basale Interventionen (Klarifizieren, Konfrontieren, Deuten; Verbalisieren und Antworten) im Rollenspiel ausprobiert. Zudem waren sie mit Möglichkeiten der Fokusformulierung vertraut gemacht worden und hatten Modelle der Arbeit mit der therapeutischen Beziehung im Zusammenhang mit Depressionsbehandlungen (Lemma, Target u. Fonagy, 2011) kennengelernt. Ein spezifisches Theorieinput bestand aus Kernaspekten psychodynamischer Modelle der Panikstörung im Sinne des PFPP-Manuals sowie des daraus abgeleiteten Therapierationals der PFPP.

Die Arbeit im Rollenspiel begann zunächst mit dem Ausprobieren des konsequenten Verbindens von Symptomatik mit einem psychodynamischen Therapiefokus. Im zweiten Rollenspiel ging es primär um das Deuten, was bei der PFPP trotz der kurzen Behandlungsdauer nicht gescheut wird. Die Aufgabe war folgende: Die Studierenden sollten, um es in Bezug auf die Umgebungsbedingungen möglichst einfach zu halten, ihre Rollen und Situationen aus dem ersten Rollenspiel fortsetzen. Die Person in der Rolle der Therapeutin hatte den Auftrag, das Gespräch damit einzuleiten, darauf hinzuweisen, dass nun noch vier Sitzungen zur Verfügung stünden, die Person in der Rolle der Patientin, auf diese Ankündigung vor dem Hintergrund der bereits vorher gespielten Psychodynamik mit Vorwurf oder Rückzug zu reagieren. Die »Therapeutin« sollte als Interventionen Klarifizieren, Konfrontieren sowie das Deuten innerhalb der therapeutischen Beziehung verwenden. Um es noch deutlicher zu machen, sollte die

»Therapeutin« versuchen, alle verbalen und nonverbalen Signale im Hinblick auf sich und die therapeutische Beziehung zu verstehen und dies auch technisch aktiv mit einer Bedeutungsgebung zu versehen. Die Studierenden konnten dabei nicht nur lernen, situationsadäquate Formulierungen für Übertragungsdeutungen zu finden, sondern auch die Aufmerksamkeitslenkung auf die konkrete Beziehung nachvollziehen sowie Unterschiede im Erleben des Arbeitens *mit* vs. *in* der Übertragungsbeziehung reflektieren.

6 Ausblick

Die nächsten Jahre werden eine spannende Zeit für Fort- und Weiterbildungsformate innerhalb der psychoanalytisch fundierten Traditionen und Verfahren. Da die Zeit drängt, ist tatsächlich zügiges Handeln gefragt. Wir haben, anknüpfend an Bewährtes, versucht zu zeigen, wie die bisherigen Seminare in den Weiterbildungsinstituten von den neuen Forderungen der altersübergreifenden Lehre und der Förderung theoretischer, diagnostischer und therapeutischer Kompetenz profitieren können, und erste Ansätze aufgezeigt, wie forschende Neugier und Qualitätssicherung sich durchaus auch in den Seminaren umsetzen lassen. Wir hoffen, darüber hinaus denjenigen, die bisher wenig Erfahrung mit neuen, übenden und erfahrungsbasierten Lern- und Lehrformaten haben, ein wenig die Angst zu nehmen, die bekannterweise oft zur Vermeidung führt, und denjenigen, die diese Lehrformate bereits kennen und praktizieren, ein paar zusätzliche Ideen gegeben zu haben, die helfen, das eigene Handeln zu kontextualisieren und gegebenenfalls zu erweitern.

Neben den genannten Aspekten möchten wir darauf hinweisen, dass eine praxisorientierte Theorielehre auch einen Selbsterfahrungsaspekt für die Lehrenden hat. Die Notwendigkeit, in der Literatur oder auch der eigenen Praxis verwendete Konzepte für eine praxisorientierte Lehre aufzubereiten, bedeutet immer auch, eigene Annahmen zu hinterfragen und möglicherweise persönliche Selbstverständlichkeiten in Worte fassen zu müssen. Dies ist mitunter herausfordernd, aber aus unserer Sicht immer bereichernd.

In der Praxis ist es wahrscheinlich wichtig, sich deutlich mehr als gewohnt miteinander auszutauschen, sowohl innerhalb von Ausbildungsstätten als auch zwischen Institutionen. Tatsächlich ist eine Änderung von Lehrformaten ein bisschen wie eine Therapie, bei der zu Beginn niemand genau sagen kann, wie sie sich ganz konkret gestaltet, anfühlt und wo sie schnell und wo langsamer zu gewünschten Verbesserungen führt. Zentral ist, diese Änderungen dennoch anzugehen, dabei den Prozess zu reflektieren und mit Menschen zu sprechen, die sich in dem Bereich auskennen. Die Erfahrung zeigt auch hier, dass, wenn die Ziele, Aufgaben und Rollen klar sind, es viel Spaß machen und sehr befriedigend sein kann, auf diese Weise zu lehren, zu lernen und sich und andere dabei zu begleiten.

Und: Nichts geht verloren. Begriffe mögen sich ändern, aber das, was psychodynamische Verfahren auszeichnet, nämlich spezifische Haltungen, Weltsichten und Kompetenzen, bleibt und wird möglicherweise sogar noch klarer, wenn es in einem erfahrungsbasierten Kontext erlebbar und reflektiert wird. In unseren Therapien erleben wir, wie modern diese Prinzipien heute noch sind und wie unsere Patientinnen davon profitieren. Das gilt es zu bewahren.

Literatur

Arbeitskreis OPD (Hrsg.) (2014). Operationalisierte Psychodynamische Diagnostik OPD-2: Das Manual für Diagnostik und Therapieplanung (3. Aufl.). Bern: Huber.

Arbeitskreis OPD-KJ-2 (Hrsg.) (2016). OPD-KJ-2: Operationalisierte Psychodynamische Diagnostik im Kindes- und Jugendalter. Grundlagen und Manual (2. Aufl.). Bern: Hogrefe.

Argelander, H. (1970/2011). Das Erstinterview in der Psychotherapie (9. Aufl.). Darmstadt: Wissenschaftliche Buchgesellschaft.

Belz, M., Özkan, I. (2017). Psychotherapeutische Arbeit mit Migranten und Geflüchteten. Göttingen: Vandenhoeck & Ruprecht.

Benecke, C., Krause, R. (2020). Zusammenarbeit von Universitäten und psychodynamischen Weiterbildungseinrichtungen nach der Ausbildungsreform. Forum der Psychoanalyse, 36, 27–38.

Bock, A., Sevecke, K., Huber, E., Weil, P., Ehrenthal, J. C. (2018). Der OPD-Strukturfragebogen (OPD-SF) in Anwendung auf eine jugendliche Schul- und klinische Stichprobe: Ergebnisse zu Reliabilität und Validität. Praxis der Kinderpsychologie und Kinderpsychiatrie, 67 (7), 674–690.

Bohleber, W. (2019). Von der Orthodoxie zur Pluralität – Kontroversen über Schlüsselbegriffe der Psychoanalyse. Göttingen: Vandenhoeck & Ruprecht.

Boll-Klatt, A., Kohrs, M. (2018). Tiefenpsychologisch fundierte Psychotherapie. Stuttgart: Kohlhammer.

Breuer, J., Freud, S. (1895/1991). Studien über Hysterie. Frankfurt a. M.: Fischer.

Bundesgesetzblatt (2019). Gesetz zur Reform der Psychotherapeutenausbildung. BGBI I 1604.

Bundesministerium für Gesundheit (2019). Referentenentwurf einer Approbationsordnung für Psychotherapeutinnen und Psychotherapeuten (PsychTh-ApprO). 17. Oktober 2019. https://www.bundesgesundheitsministerium.de/fileadmin/Dateien/3_Downloads/Gesetze_und_Verordnungen/GuV/P/PsychThApprO_RefE.pdf (23.10.2020).

Bundespsychotherapeutenkammer (2020). Wie entsteht die neue Weiterbildung? 10. Juni 2020. https://www.bptk.de/wp-content/uploads/2020/06/bptk-weiterbildung-wie-entsteht-die-neue-weiterbildung.pdf

Bürgin, D. (2002). Psychoanalytische Therapie in der Adoleszenz. Psychotherapie im Dialog, 4, 331–337.

Busch, F. N., Milrod, B. L., Singer, M. B., Aaronson, A. C. (2012). Manual of Panic Focused Psychodynamic Psychotherapy – eXtended Range. New York: Routledge.

Church, E. (1994). The role of autonomy in adolescent psychotherapy. Psychotherapy, 31, 101–108.

Döring, P., Möller, H. (2020). Modelle einer zeitgemäßen Supervision im Rahmen einer psychodynamischen Ausbildung. Forum der Psychoanalyse, 36, 57–70.

Egle, U. T., Franz, M., Joraschky, P., Lampe, A., Seiffge-Krenke, I., Cierpka, M. (2016). Gesundheitliche Langzeitfolgen psychosozialer Belastungen in der Kindheit – ein Update. Bundesgesundheitsblatt-Gesundheitsforschung-Gesundheitsschutz, 59 (10), 1247–1254.

Ehrenthal, J. C. (2012). Mit Karte und Kompass – OPD im Alltag. PiD – Psychotherapie im Dialog, 13 (1), 16–21.

Ehrenthal, J. C. (2017). Psychodynamische Psychotherapie – Grundlagen, Wirksamkeit, Methoden, Techniken. PSYCH up2date, 11 (3), 267–286.

Ehrenthal, J. C. (2019). Erfahrungsbasiertes Lernen psychodynamischer Interventionen. Forum der Psychoanalyse, 35 (4), 413–428.

Ehrenthal, J. C., Dinger, U. (2019). Strukturdiagnostik in der Praxis – Von der Indikation zur Therapieplanung. AEP – Ärztliche Psychotherapie, 14, 32–40.

Ehrenthal, J. C., Dinger, U., Horsch, L., Komo-Lang, M., Klinkerfuss, M., Grande, T., Schauenburg, H. (2012). Der OPD-Strukturfragebogen (OPD-SF): Erste Ergebnisse zu Reliabilität und Validität. Psychotherapie, Psychosomatik, medizinische Psychologie, 62 (1), 25–32.

Ehrenthal, J. C., Dinger, U., Montan, I., Nikendei, C. (2019). Neue Lehrformen zur Förderung therapeutischer Kompetenzen. PiD – Psychotherapie im Dialog, 20 (4), 64–68.

Ehrenthal, J. C., Grande, T. (2014). Fokusorientierte Beziehungsgestaltung in der Psychotherapie von Persönlichkeitsstörungen. PiD – Psychotherapie im Dialog, 15 (3), 80–85.

Ehrenthal, J. C., Kramer, U. (2020). Psychotherapie der Persönlichkeitsstörungen. In W. Senf, M. Broda, D. Voos, M. Neher (Hrsg.), Praxis der Psychotherapie (S. 403–409). Stuttgart: Thieme.

Ehrenthal, J. C., Nikendei, C., Huber, J., Schultz, J. H., Friederich, H. C., Dinger, U. (2020). Prädiktoren des Lernerfolges eines erfahrungsbasierten Trainingsseminars zu psychodynamischen Interventionen. Verhaltenstherapie, 30, 13–21.

Ehrenthal, J. C., Seiffge-Krenke, I. (2020). Innovative didaktische Konzepte für die psychodynamische Ausbildung. Forum der Psychoanalyse, 36, 39–56.

Ermann, M., Kröning, A. L., Metz, H., Pflichthofer, D., Rohde-Dachser, C., Stengel, M., … Werthmann, H. V. (2020). Die Zukunft der psychoanalytischen Ausbildung. Forum der Psychoanalyse, 36, 87–107.

Ferber, J., Schneider, G., Havlik, L., Heuft, G., Friederichs, H., Schrewe, F. B., Schulz-Steinel, A., Burgmer, M. (2014). Blended-Learning in der Psychosomatik und Psychotherapie-Erhöhung der Zufriedenheit und Fachkompetenz Studierender durch Einsatz eines web-basierten E-Learning-Tools1. Zeitschrift für Psychosomatische Medizin und Psychotherapie, 60 (4), 310–323.

Gastelum, E., Douglas, C. J., Cabaniss, D. L. (2013). Teaching psychodynamic psychotherapy to psychiatric residents: An integrated approach. Psychodynamic Psychiatry, 41 (1), 127–140.

Gödde, G. (2018). Mit dem Unbewussten arbeiten. Göttingen: Vandenhoeck & Ruprecht.

Goldberg, D. A., Plakun, E. M. (2013). Teaching psychodynamic psychotherapy with the Y model. Psychodynamic Psychiatry, 41 (1), 111–125.

Greenson, R. R. (2000). Technik und Praxis der Psychoanalyse (8. Aufl.). Stuttgart: Klett-Cotta.

Grieser, J. (2015). Triangulierung. Gießen: Psychosozial-Verlag.

Gumz, A. (2020). Kompetent mit Spannungen und Krisen in der therapeutischen Beziehung umgehen. Techniken und didaktische Konzepte. Göttingen: Vandenhoeck & Ruprecht.

Gumz, A., Rugenstein, K., Munder, T. (2018). Allianz-Fokussiertes Training. Psychotherapeut, 63 (1), 55–61.

Henry, W. P., Strupp, H. H., Butler, S. F., Schacht, T. E., Binder, J. L. (1993). Effects of training in time-limited dynamic psychotherapy: Changes in therapist behavior. Journal of Consulting and Clinical Psychology, 61 (3), 434.

Hilsenroth, M. J., Defife, J. A., Blagys, M. D., Ackerman, S. J. (2006). Effects of training in short-term psychodynamic psychotherapy: Changes in graduate clinician technique. Psychotherapy Research, 16 (03), 293–305.

Hofmann, S. G., Asnaani, A., Vonk, I. J., Sawyer, A. T., Fang, A. (2012). The efficacy of cognitive behavioral therapy: A review of meta-analyses. CognitiveTherapy and Research, 36 (5), 427–440.

Jennissen, S., Huber, J., Ehrenthal, J. C., Schauenburg, H., Dinger, U. (2018). Association between insight and outcome of psychotherapy: Systematic review and meta-analysis. The American Journal of Psychiatry, 175 (10), 961–969.

Jennissen, S., Nikendei, C., Ehrenthal, J. C., Schauenburg, H., Dinger, U. (2020). Influence of patient and therapist agreement and disagreement about their alliance on symptom severity over the course of treatment: A response surface analysis. Journal of Counseling Psychology, 67 (3), 326–336.

Kernberg, O. F. (1998). Dreißig Methoden zur Unterdrückung der Kreativität von Kandidaten der Psychoanalyse. Psyche – Zeitschrift für Psychoanalyse und ihre Anwendungen, 22, 199–219.

Körner, J. (2018). Die Psychodynamik von Übertragung und Gegenübertragung. Göttingen: Vandenhoeck & Ruprecht.

Körner, J. (2020). Die Kunst der Deutung und die Macht der Beziehung. Göttingen: Vandenhoeck & Ruprecht.

Küchenhoff, J. (2019). Sich verstehen im anderen. Göttingen: Vandenhoeck & Ruprecht.

Kuehne, F., Ay, D. S., Otterbeck, M. J., Weck, F. (2018). Standardized patients in clinical psychology and psychotherapy: A scoping review of barriers and facilitators for implementation. Academic Psychiatry, 42 (6), 773–781.

Lamberty, J., Escher, F., Seiffge-Krenke, I. (2018). Qualitätssicherung in der Psychotherapieausbildung. Zeitschrift für Individualpsychologie, 43 (4), 389–406.

Laufer, M. L., Laufer, E. (2002). Adoleszenz und Entwicklungskrise. Stuttgart: Klett-Cotta (orig.: Adolescence and developmental breakdown. New Haven: Yale).

Leichsenring, F., Luyten, P., Hilsenroth, M. J., Abbass, A., Barber, J. P., Keefe, J. R., … Steinert, C. (2015). Psychodynamic therapy meets evidence-based medicine: A systematic review using updated criteria. The Lancet Psychiatry, 2 (7), 648–660.

Lemma, A., Target, M., Fonagy, P. (2011). Brief Dynamic Interpersonal Therapy: A Clinician's Guide. Oxford: Oxford University Press

Liu, F. F., Adrian, M. C. (2019). Is treatment working? Detecting real change in the treatment for child and adolescent depression. Journal of the American Academy of Child and Adolescents Psychiatry, 58, 1175–1164.

Loch, W. (1993). Deutungs-Kunst: Dekonstruktion und Neuanfang im psychoanalytischen Prozess. Tübingen: Edition diskord.

Maur, S., Lehndorfer, P. (2017). Kinder- und Jugendlichenpsychotherapie. Berufspolitische Gedanken für eine gute Versorgung. Psychotherapeutenjournal, 4, 352–364.

McNaughton, N., Ravitz, P., Wadell, A., Hodges, B. D. (2008). Psychiatric education and simulation: A review of the literature. The Canadian Journal of Psychiatry, 53 (2), 85–93.

Möller, H. (2016). Didaktische Überlegungen zur Ausbildung psychodynamischer Psychotherapeutinnen und Psychotherapeuten. Forum der Psychoanalyse, 32 (1), 5–18.

Mullen, L. S., Rieder, R. O., Glick, R. A., Luber, B., Rosen, P. J. (2004). Testing psychodynamic psychotherapy skills among psychiatric residents: The psychodynamic psychotherapy competency test. American Journal of Psychiatry, 161 (9), 1658–1664.

Nikendei, C., Huber, J., Ehrenthal, J. C., Herzog, W., Schauenburg, H., Schultz, J. H., Dinger, U. (2019). Intervention training using peer role-play and standardised patients in psychodynamic psychotherapy trainees. Counselling and Psychotherapy Research, 19 (4), 508–522.

O'Toole, W. M. (1979). Effects of practice and some methodological considerations in training counseling interviewing skills. Journal of Counseling Psychology, 26 (5), 419.

Partschefeld, E., Strauß, B., Geyer, M., Philipp, S. (2013). Simulationspatienten in der Psychotherapieausbildung. Psychotherapeut, 58 (5), 438–445.

Peters, M., Lindner, R. (2019). Psychodynamische Psychotherapie im Alter: Grundlagen, Störungsbilder und Behandlungsformen. Stuttgart: Kohlhammer.

Plakun, E. M., Sudak, D. M., Goldberg, D. (2009). The Y model: An integrated, evidence-based approach to teaching psychotherapy competencies. Journal of Psychiatric Practice, 15 (1), 5–11.

Ravitz, P., Silver, I. (2004). Advances in psychotherapy education. The Canadian Journal of Psychiatry, 49 (4), 230–237.

Rousmaniere, T. (2016). Deliberate practice for psychotherapists: A guide to improving clinical effectiveness. New York: Taylor & Francis.

Rudolf, G. (2020). Strukturbezogene Psychotherapie: Leitfaden zur psychodynamischen Therapie struktureller Störungen (4. Aufl.). Stuttgart: Schattauer.

Rugenstein, K. (2018). Humor in der psychodynamischen Therapie. Göttingen: Vandenhoeck & Ruprecht.

Rugenstein, K. (2019). Freie Assoziation und gleichschwebende Aufmerksamkeit: Arbeiten mit der psychoanalytischen Methode. Göttingen: Vandenhoeck & Ruprecht.

Safran, J. D., Muran, J. C., Eubanks-Carter, C. (2011). Reparing alliance ruptures. Psychotherapy, 48, 80–87.

Sandler, J., Sandler, A.-M. (1999). Innere Objektbeziehungen. Stuttgart: Klett- Cotta.

Schauenburg, H., Dinger, U., Kriebel, A., Huber, J., Friederich, H.-C., Herzog, W., Nikendei, C. (2019). Zur Entwicklung tiefenpsychologischer Ausbildungsinstitute. Psychotherapeut, 64 (1), 46–54.

Seiffge-Krenke, I. (2017a). Widerstand, Abwehr und Bewältigung. Göttingen: Vandenhoeck & Ruprecht.

Seiffge-Krenke, I. (2017b). Die Psychoanalyse des Mädchens. Stuttgart: Klett-Cotta.

Seiffge-Krenke, I. (2019). Die neue Entwicklungsphase des »emerging adulthood«. Typische Störungen und Entwicklungsrisiken und Ansätze der psychotherapeutischen Versorgung. Psychodynamische Psychotherapie, 3, 176–192.

Seiffge-Krenke, I. (2020a). Verschiedene Konflikte, die der Diagnose emotionale Störung mit Trennungsangst des Kindesalters zugrunde liegen können, und die Bedeutung des ödipalen Themas. In I. Seiffge-Krenke, K. Schmeck (Hrsg.), Diagnostische und therapeutische Arbeit mit der OPD-KJ-2. Ein Fallbuch (S. 118–130). Göttingen: Vandenhoeck & Ruprecht.

Seiffge-Krenke, I. (2020b). Jugendliche in der Psychodynamischen Psychotherapie: Kompetenzen für Diagnostik, Behandlungstechnik, Konzepte und Qualitätssicherung. Stuttgart: Klett-Cotta.

Seiffge-Krenke, I., Burk, W. J. (2015). The dark side of romantic relationships: Aggression in adolescent couples and links to attachment. Mental Health & Prevention, 3, 135–142.

Seiffge-Krenke, I., Escher, F. (2020). Der Konfliktfragebogen: Multiperspektivische standardisierte Erfassung der intrapsychischen Konflikte nach OPD-KJ-2 In: I. Seiffge-Krenke, K. Schmeck (Hrsg.), Diagnostische und therapeutische Arbeit mit der OPD-KJ-2 (S. 182–187). Göttingen: Vandenhoeck & Ruprecht.

Seiffge-Krenke, I., Pakalniskiene, V. (2011). Who shapes whom in the family: Reciprocal links between autonomy support in the family and parents' and adolescents' coping behaviors. Journal of Youth and Adolescence, 40, 983–995.

Seiffge-Krenke, I., Schmeck, K. (Hrsg.) (2020). Diagnostische und therapeutische Arbeit mit der OPD-KJ-2. Ein Fallbuch (S. 118–130). Göttingen: Vandenhoeck & Ruprecht.

Sharpless, B. A., Barber, J. P. (2009). A conceptual and empirical review of the meaning, measurement, development, and teaching of intervention competence in clinical psychology. Clinical Psychology Review, 29 (1), 47–56.

Shulman, S., Seiffge-Krenke, I. et al. (2017). Adolescent depressive symptoms and break up distress during early emerging adulthood: Associations with the quality of romantic interaction. Emerging Adulthood, 5, 251–258.

Sischka, K., Filter, S., Singer, S. (2018). Psychoanalytische Kompetenz in Aus- und Weiterbildung. Forum der Psychoanalyse, 34 (3), 249–265.

Stasch, M., Grande, T., Janssen, P., Oberbracht, C., Rudolf, G. (2014). OPD-2 im Psychotherapie-Antrag. Psychodynamische Diagnostik und Fallformulierung. Bern: Huber.

Steinert, C., Leichsenring, F. (2017). Psychodynamische Psychotherapie in Zeiten evidenzbasierter Medizin. Bambi ist gesund und munter. Göttingen: Vandenhoeck & Ruprecht.

Timmermann, H. (2020). Lassen sich Szenisches Verstehen und OPD-KJ miteinander vereinbaren? In I. Seiffge-Krenke, K. Schmeck (Hg.), Diagnostische und therapeutische Arbeit mit der OPD-KJ-2. Ein Fallbuch (S. 14–20). Göttingen: Vandenhoeck & Ruprecht.

Wachtel, P. L. (2011). Therapeutic communication: Knowing what to say when. New York: Guilford Press.

Weisz, J. R., Jensen-Doss, A., Hawley, K. M. (2005). Youth psychotherapy outcome research: A review and critique of the evidence base. Annual Review of Psychology, 56, 337–363.

Weisz, J. R., Jensen, A. L. (2001). Child and adolescent psychotherapy in research and practice contexts: Review of the evidence and suggestions for improving the field. European Child and Adolescent Psychiatry, 10 (Suppl.1), 12–18.

Weisz, J. R., Kuppens, S., Ng, M. Y., Eckshtain, D., Ugueto, A. M., Vaughn-Coaxum, R., … Fordwood, S. R. (2017). What five decades of research tells us about the effects of youth psychological therapy: A multilevel meta-analysis and implications for science and practice. American Psychologist, 72, 79–117.

Winnicott, D. W. (1996). Blick in die analytische Praxis. Stuttgart: Klett-Cotta.

Woll, C. F. J., Schönbrodt, F. D. (2020). A series of meta-analytic tests of the efficacy of long-term psychoanalytic psychotherapy. European Psychologist, 25, 51–72.

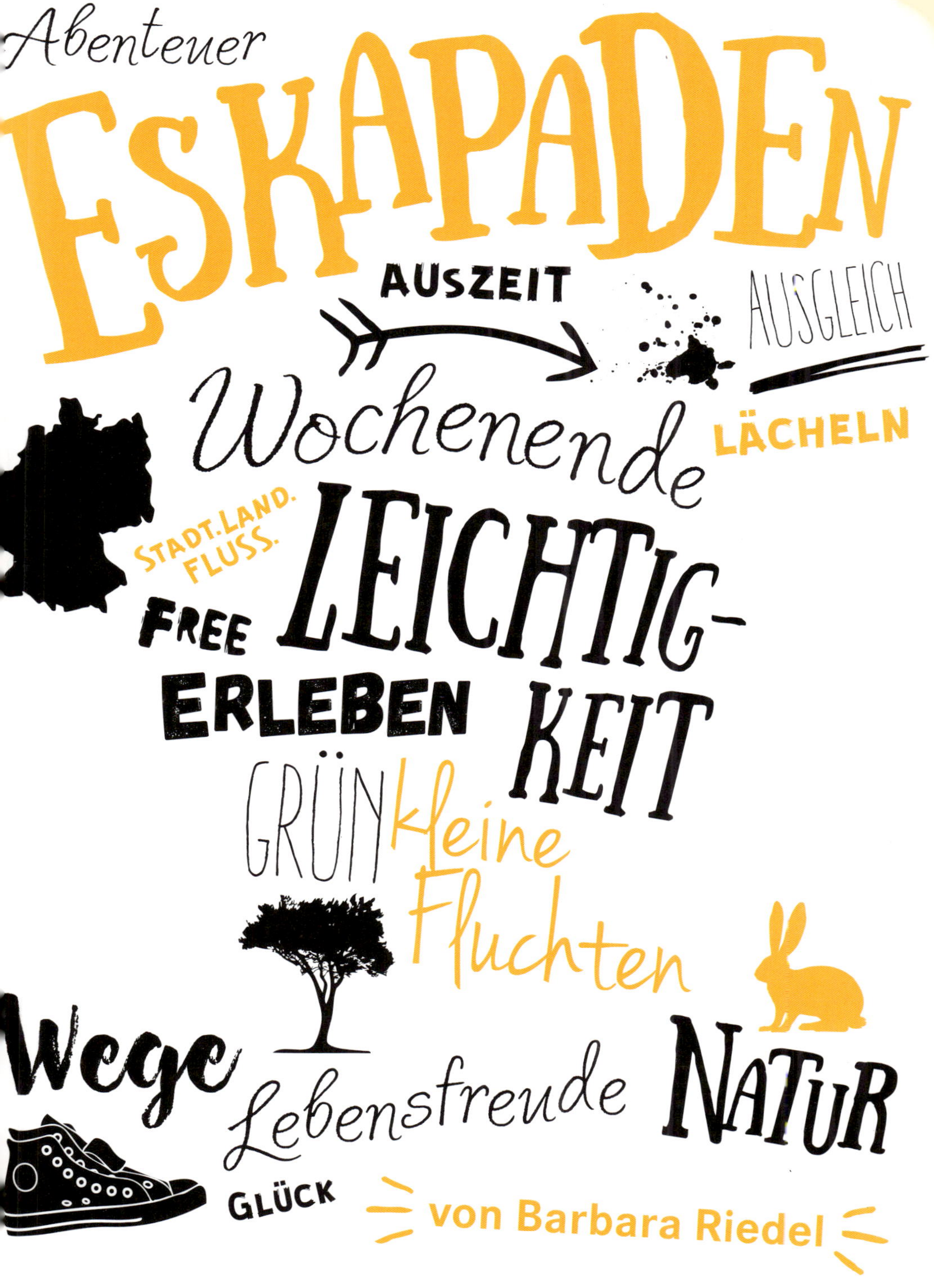

Abenteuer
ESKAPADEN
AUSZEIT
AUSGLEICH
Wochenende
LÄCHELN
STADT. LAND. FLUSS.
LEICHTIG-
KEIT
FREE
ERLEBEN
GRÜN
kleine Fluchten
Wege
Lebensfreude
NATUR
GLÜCK
von Barbara Riedel